按腹図解と
指圧療法

井沢　正　著

東京書館

自序

私は大正五年より第二次世界大戦終戦の昭和二十年まで約三十年間外地（南朝鮮）において教育並びに教育行政に関係していましたが、昭和七年頃、赤本で有名な築田多吉先生著『家庭に於ける実際的看護の秘訣』の中に指圧療法の事が詳しく書かれてあったのを読み、指圧療法の効験のあらたかさを知り、大きな興味を持っていました。そして終戦と共に哀れな引揚者となって東京に帰っては来たものの、焼野ケ原になった敗残の東京では容易に職場がみつからず迷っていましたところ、遇々新聞紙上に『指圧療法大講演会』が現在の文京区大塚仲町において、当時の日本指圧学院長浪越徳治郎先生によって行なわれるということを知って馳せ参じ、当日の講演者である医師・弁護士山口久吉先生や浪越徳治郎先生の御講演を拝聴してひとしお感銘を深くし、この指圧療法で第二の人生を開拓しようと決心して、早速門人の一人に加えて頂き、現在に到ったものであります。

かくして南朝鮮からの一引揚者が、かくもいち早く戦後混乱の危機を脱し、一本立ちの生活を支えることが出来るようになりましたうえに、同僚の方々よりうける指圧によって生命の根源力をさえ付加され、一方指圧を受ける被術者の方々よりは、大きな信頼と感謝の念をもって迎えられるという二重三重の歓びに浸ってまいったのであります。

指圧療法は、東洋医学の根幹ともいうべき経絡経穴を重視して全身を系統的に押圧し、生体の変調即ち自律神経や内分泌の支配を受けている諸臓器の変調を矯正し、自然癒能力を喚起してその治病に貢献する優れた療法であることは、今や天下周知の事実となっております。そこで私も、斯道に入りましてより十数年の間、その理論と実技をより深く究めたいと思い、漢方医学の根源である経絡・経穴を学び、これらを実務に応用する傍、日本指圧学校の教壇で生徒にも手ほどきしてまいりましたが、同時に古来行なわれた按腹調摩の術等の手技療法についても種々の文献により、或は諸先生方、先輩諸兄の教えにより、多少は身に修めてまいりました。そして江戸時代の名医であり、斯道の先覚者でもある大田晋齋先生の不朽の名著「按腹図解」については、厚生省医務局医事課編「あん摩の理論と実技」中あん摩の沿革に

『大田晋齋が文政十年に按腹図解を著わし、あん摩のことを説き、あん摩は専ら一元気の溜滞を活潑にし、臓腑（腸胃）を和らげ、気力を盛んにする等の作用あることを説き、候腹弁、癇症疝気論、家法導引三術図解、家法按腹十三術図解、孕婦按腹図解、小児按腹図解、乳汁不下療術図解等にわたり詳述した』と記されてあるのを読み、一度この原本により内容を確めてみたいと思っていました。

所が去る三十八年十月、浪越徳治郎先生がこの原本を手に入れられ、これを御提示頂き図らずも原本に親しむ機会を得ましたので早速これを精読、大田晋齋先生が東洋医学の根幹である経絡経穴に重点を置いて、他の雑多な手技手法を用いず、ただ推圧により全身をよく解釈、調摩すれば万病を予防し、難病を克服して天寿を完うすることが得られると詳細に亘り説かれ、かつ立派な実績を挙げてこられたことを知るに及び、現在私共が行なっている指圧療法を百三十余年の昔に大田晋齋先生が自ら範を垂れたかの感を深くし、大きな興味をもって、ここに浅学ながら原本を解明し「按腹図解と指圧療法」と題して本書を編述するに到ったのであります。

なお、本書に引用の経穴については、手の太陰肺経は●、手の陽明大腸経は○、足の陽明胃経は⦶、足の太陰脾経は◑、手の少陰心経は■、手の太陽小腸経は□、足の太陽膀胱経は◫、足の少陰腎経は◨、手の厥陰心包経は▲、手の少陽三焦経は△、足の少陽胆経は◬、足の厥陰肝経は◮、任脈は⬬、督脈は⬯の符号を付して、それぞれの十四経の経穴であることを一目して判るように著者が工夫したものであります。各部位付図と照合、御研究の資となれば幸いです。

本書刊行に当たり、厚生大臣認定日本指圧学校校長浪越徳治郎先生の御懇篤なるご指示やご校閲並びに序文を頂いたこと、編集出版に献身的なご尽力をいただいた水岡道弥氏等に対し、心から感謝の意を表します。

昭和三十九年盛夏

編述者　井　沢　　正

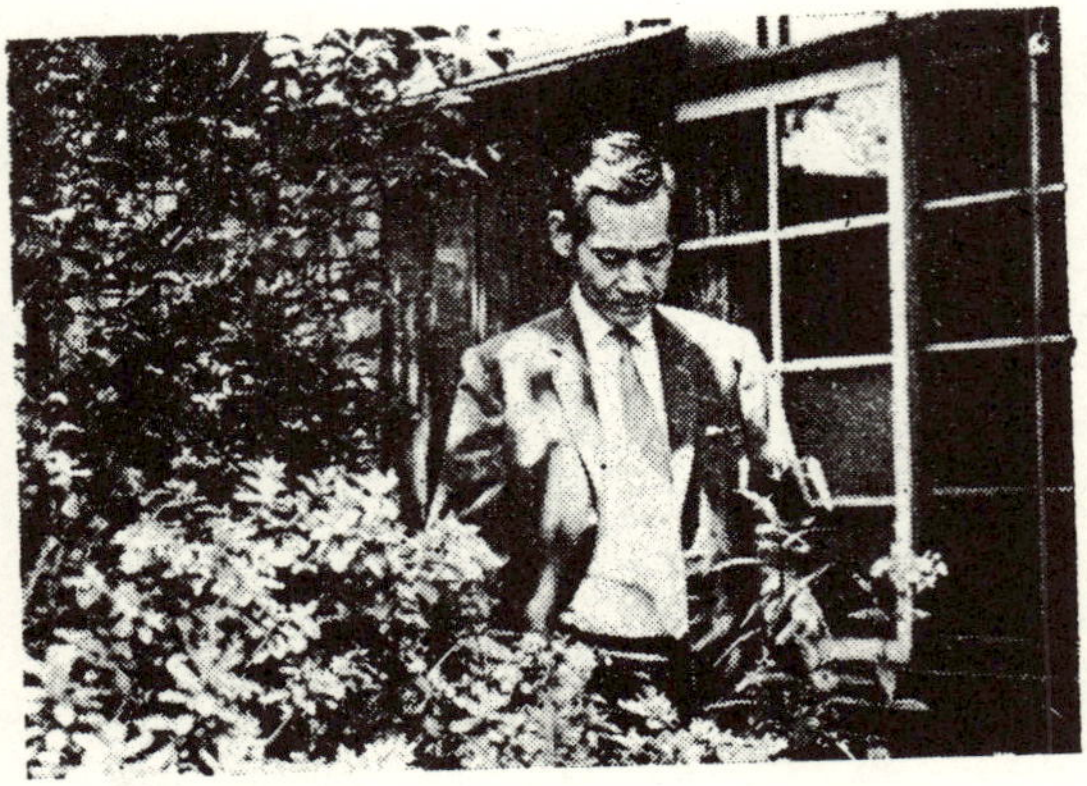

（松戸矢切の自宅にて……著者）

按腹図解と指圧療法

目　次

第二篇　指圧療法の基本と応用

四　仰臥姿勢の治療法……一〇一

第三篇　指圧と経絡応病治療法

〈主要図〉

〈符　号〉

● 手の太陰肺経
○ 手の陽明大腸経
① 足の陽明胃経
◑ 足の太陰脾経
■ 手の少陰心経
□ 手の太陽小腸経
◫ 足の太陽膀胱経
◨ 足の少陰腎経

▲ 手の厥陰心包経
△ 手の少陽三焦経
⚠ 足の少陽胆経
◭ 足の厥陰肝経

⬬ 任脈
⬭ 督脈

第一篇

按腹図解と指圧療法

一、大田晋齋の『按腹図解』と指圧療法との関連

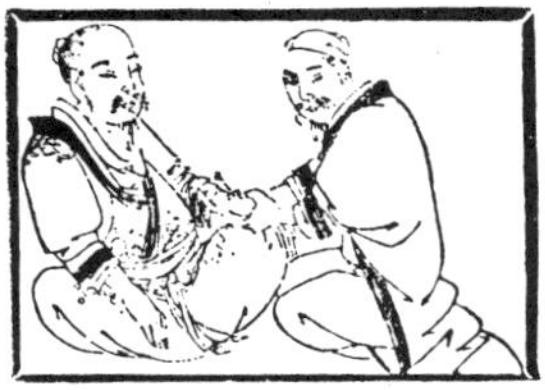

〔家法導引三術の中　解釈術〕

江戸時代の末期である文政十年（一八二七年）に、大阪に居住していた大田晋齋という漢方の名医が著わした『按腹図解《あんふくづかい》』という書は、単なる按腹でなく、全身を施術してとくに腹部の治療には細心の注意を払って施術することにより、人体に備わっている自然癒能力を喚起し、万病を予防し、難病を克服するものであって、現在私共が行なっている指圧療法の理論や心構え、並びに手技と合致する点が甚だ多く、指圧療法の先覚者として尊敬の念を新たにする次第である。ここに、私共の行なっている指圧療法と比較検討を加え、その内容を摘録して、同好の士の参考に供したいと思う。

本文は、当時の書家浦辺良齋が、万葉仮名と行書草書を用いて書かれたもので、読むのに一苦労を要するが、その序文はまことに優れた名文で、美辞麗句で飾られてある。

その内容はまず最初に按腹導引の沿革が述べられ、次に晋齋がこの道に没頭するに至る経過が記され、病に苦しんでいる多くの人々を斯道によって救うとともに、これを広く普

及して一人でも多く助けてやりたいという慈悲心から、本書を著わすに至ったことが記されてある。

それによると、晋齋も若い時には、その当時の一般の人々が考えていたように、按蹻《あんきょう》の術（按は皮や肉を圧すること、蹻は手や足の運動を行なうこと――導引に同じであるが、いつの間にか按はもんだり叩いたりするように曲解されるに至った）は、盲人や貧しい人達が生活の一助のために行なう卑しい職業のように考えていた。ところが三十歳のときに重病に罹り、あらゆる薬湯に親しんだがさっぱり効験がなく、今にも息が絶えてしまうのではないかと危ぶまれた折に、ふと日本の医祖と崇められている大己貴命《おおなむきのみこと》、少彦名命《すくなひこなのみこと》のことが頭に浮び、按蹻《あんきょう》の術を求めて施したところ、さしもの重病も『残雪が春日に当って解けるように』全快したので、今更ながらこの手術（注・按腹のこと）の効験のあらたかさを知り、その後三ケ年間もっぱらこの道に精進して〝按腹導引の法〟を会得し、これをさまざまな病人に試みたところ、多大の偉効を奏したため、この評判を聞き伝えて遠近より病気をもった人びとが治療を求めに来るし、なかにはこの法を教えていただきたいと願う人も多くなってきたので、この書を著わすに至ったという経緯が細まごまと書かれてある。

次に、まずその序文の一節――大田晋齋が按蹻の術を究めるに至った次第を、原文によって紹介しよう。

空蟬《うつせみ》の世に此の技《わざ》を業とする人多くは、盲人、寡婦或は流落家《はふれひと》、貧《まずしきもの》、学医生輩《まなびのともがら》、此の技を以て糊口《よわたり》の資《たつき》とするに過ぎず。是に因りて此の術をするを倭掌纏甚卑《しずたまきいといや》しめり。さる故、識見人は此術をしも恥ぢ且つ悪《にく》む事にはなりにけり。おのれ将《また》、初学の程は世人と同じく、此の術を卑しみしが、齢《よわい》三十歳の頃、重病にかゝり、右往左往《とやかく》持て扱ひしに、些許《つゆばかり》の験《しるし》もなく、烏玲《ぬばたま》の夜に日に添ひて、痛みなやましく、今は玉の緒も絶えなんと思ひしに、最《いと》も恐惶両神《かしこきふたかみ》の霊《みたま》の恩頼《ふゆ》にやよりけん。不意にこの術を思ひ得たりしまゝ、衣手《ころもで》の一向《ひたすら》に自ら試みしに、如此《さばかり》の劇疾《やまひ》も残雪の春日に中《あた》りて消ゆるが如く苅萱《かるかや》のみだり心地なん、頓《とみ》に愈《さわやき》しかば、始めて此術にかゝる奇効あるを識《し》り得しより、飛騨《ひだ》工《たくみ》うつ墨縄《すみなわ》の一すぢに思ひ起して、夜に日に心を研《みが》くこと三歳許《みとせばかり》、始めて其の大旨を得るに似たり。されば是を世の病客《やまひひと》に試むるに、其の験《しるし》、勇名取《いさなとり》響きの声に応《こた》ふるが如し。此のことを知り聞き伝えて、遠近の人々是を乞ひ、是を学人《まなぶひと》璞《あらたま》の月に日にいと多《さは》なれど、いかゞはせん、此術は、施《なす》も教ゆるも急にすべき技ならねば、一日に幾人をかは療せん。さるから是を書《ふみ》にかき著はし、図をさへ添へて遍《あま》ねく世の人にも此の掲焉術《かがやかしきわざ》を告げ知らせ、将天下諸人《はたあめのしたもろびと》のいたく疾病《やまひ》に苦痛《くるしむ》を和《なご》め、婦女子までにも容易《たやす》く此の術を教諭《さとし》なば、上《かみ》は雑豆臘君《さふつらうきみ》と親につかふるに至り、深く中は福草《さきくさ》の身をやしない、健《まやめ》かにして長生し、下《しも》は可愛子孫《まなこなすこうまご》を慈養する便《よすが》ともならば、彼の天地の化育《めぐみ》を賛《たす》くると謂し片端ともならばやはとなむ、かくいはむ。

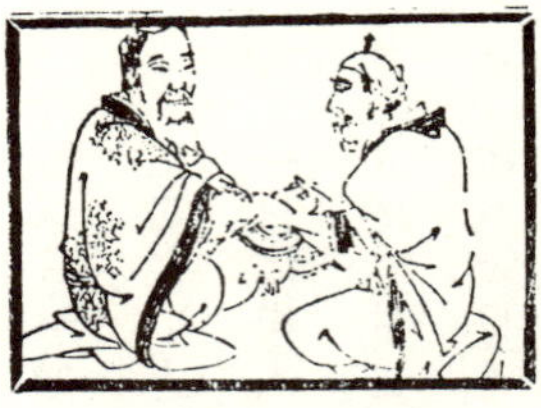
〔家法導引三術の中　利関術の一〕

二、指圧療法の意義と『按腹図解』の手技

指圧療法に関しては、厚生省医務局医事課で昭和三十一年編集せられた「あん摩の理論と実技」という教本の総説に『指圧は柔道の活法、導引、古来のあん摩法より発展した独特の経験施術であるが、大正初期、米国の各種整体療術の学理と手法を吸収し、今日に至った施術である』と記されてあり、また昭和三十二年に編集せられた「指圧の理論と実技」の理論編の冒頭には指圧の定義として『指圧法とは徒手で指母、手掌等を用い、体表の一定部位を押圧して、生体の変調を矯正し、健康の維持増進をはかり、また特定の疾病治癒に寄与する施術である』と記されてあるように、現在日本ばかりでなく世界各国で行なわれる手技療法の中では、自然癒能力を喚起する療法として最も優れているものではなかろうかと、私共は自負し、且つこれを行なうことを誇りとしている。

ご承知の通り〝指圧〞という名称が用いられはじめたのが大正の末期であるので、指圧道としては四十数年しか経過していないし、また法制化されたのが近々昭和三十年であるにもかかわらず、現在指圧療法の効能の豊かさは、他の療術界から種々の圧迫や誹謗を受けてきたにもかかわらず、多くの受術者によって推賞されて、ことに有識階層の方がたの支持と信頼を受けて広く世間に声価を高めるに至った所以は、実際に治病効果のある――理論にかなった施術であるからであった。

大田晋齋が行なった施術も現在の〝指圧療法〟と同様な手技手術であるとみても誤りではない。按腹図解の説明中には、現在のあん摩、マッサージで使っている蹂捏《じゅうねつ》――即ち蹂《も》んだり捏ねたりするという字句は一つもなく、〝推圧〟という言葉のみが用いられているが、晋齋は、これを推圧《おす》と読ませているのは奇縁ともいうべきか――勿論その当時は、指圧なる語句がまだ形成されていなかったことにもよるが、これは理路整然な名称であろう。

日本古来のあん摩は、厚生省医務局医事課編「あん摩の理論と実技」の五頁に『五臓六腑を候い、督脈を解釈し、任脈の流れを調え、十四経の流れにそうて施術し、特に各経の臨床意義ある経穴に、虚実に応じて補（摩）瀉（按）の両術を加えてゆく』と記載してあるにもかかわらず、現行の〝あん摩〟には、この優れた術式は全然顧みられずしてこれをまったく空文化し、その総説に『古来のあん摩法とマッサージは、その発展過程において、各々彼我その長をとり、短を捨て、現在ではその手技、作用機転ともに限界はつけにくく、基本的に同一の基盤に立つ施術となっている』と体を変じ、治療上最も意義ある経絡、経穴を度外視するに到り、マッサージの求心性の手技が、遠心性の手技として施術するのと、曲手《きょくて》という特殊の手技を加えたに過ぎない。

経絡、経穴に重点をおいた手技が〝日本古来のあん摩〟を紹介していながら、現在は基本手技として①軽擦法《けいさつ》(なで方)、②揉捏法《じゅうねつ》(もみ方)、③叩打法《こうだ》(叩き方)、④圧迫法(圧し方)、⑤振せん法(ふるわし方)、⑥運動法、⑦曲手(車手、突手、挫手《くじきて》、横手、頭の曲手)を挙げていることでもわかるように、主客転倒した現行の〝あん摩〟に対し、ことさらに〝日本古来〟という仰々しい字句を冠する必要はないのではなかろうか。世上でもあん摩といえば、もみ、たたき、さするものであるというふうに思っていて、古来のあん摩――すなわち按(圧す)の真の意義をわきまえている者は、ほとんどいないといっていいくらいである。

しかるに指圧は、この〝圧〟の一手が充分に生かされて用いられている。そしてその押圧部位は、体表の経絡の走路にほとんど合致した系路により、順序よく系統づけて定められてある。そのため、期せずして『経絡経穴』を尊重した施術が行われるようになり、治療効果も著しく顕著となった。

また「按腹図解」原本の凡例の一節にも『此の書中、論ずる所の手術は、唯々実用を尚《たっ》とんで、更に虚技《きょぎ》を仮《か》らず、故に折指《せっし》、鼓動《こどう》等の手術一切兼ね用ひず、読む人それぞれを訝《いぶ》かることなかれ』と書かれてあるように、大田晋齋もまた推圧 調摩《ちょうま》（撫でととのえる）の法のみをとりあげて、折指、鼓動のような曲手は虚技といい、また揉捏、叩打等の手技は一切用いていないのである。この点私共が行なっている指圧と相通ずるが「家法按腹十三術図解」（後篇参照）の説明中『此の施術に徹すれば起死回生の妙境に到るが、然し人は活物で療法は活技であるから、臨機応変の処置をとること』の必要性を述べていられる点を読んでも、大田晋齋の施術に対する先見の明にひたすら敬服の念を新たにする次第である。

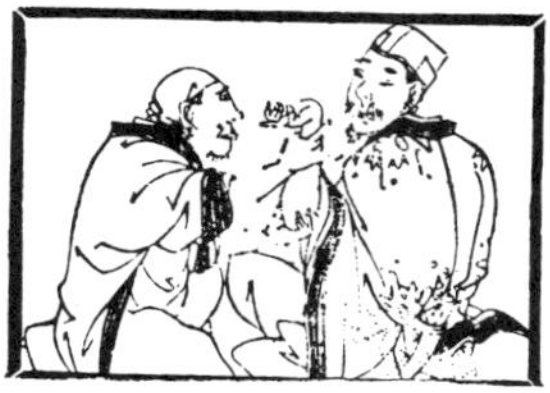
〔家法導引三術の中　利関術の二〕

三　予防医学としての指圧と『按腹図解』の意義

指圧療法の目標の一つに「万病予防」が挙げられてあり、厚生省の指圧の定義の中にも「健康の維持増進」ということが強調されている。また原文「按腹図解」凡例には『人生養生の第一義は按腹導引にしくはない』とあるが、次はその摘録である。

『按腹図解』凡例の一節（原文）

人生養生の第一義は按腹導引にしくものなし。たとへ無病たりとも、平生導引按腹して元気を鼓舞し、気血を循環し、飲食を消化し、腸胃を調理し、二便を快通し、無病壮健にして天寿を全ふするに過るはなし、世に養生を論ぜし書少なく適々《たまたま》あるも、只飲食起居の事のみ論じて、いまだ導引按腹の術に論及せず、是を以て余、特に挙げ論ずるなり。

俚諺に四百四病の病より貧程つらき物なしと。是れ大なる誤りなり。世人病により死する人、百人に九十九人までにて、貧窮にて死する人、百人に一人もなし。此の多寡を以て準知すべし。病は誠に恐るべし。貧は憂うるに足らず。たとへ富貴にして何事も心に任す身なりとも、平生虚弱多病ならば何の生けるかひかあらん。よし貧賤にて何事も心に任せぬ身にても、平素無病壮健ならば、是にまさる幸あらんや。まして拵《かせぐ》に追《おっ》附く貧乏なしとの俚諺あるをや。是を以て司《つかさ》、位《くらい》高き方々はいふも更なり、下下《しもじも》の匹夫、匹婦まで此の手術を以て真神を調養し、形体を潤沢し、無病壮健にして以て百年の寿命を全ふせんを欲するのみ。

四、健康五大要素の達成と按腹図解『導引活套』

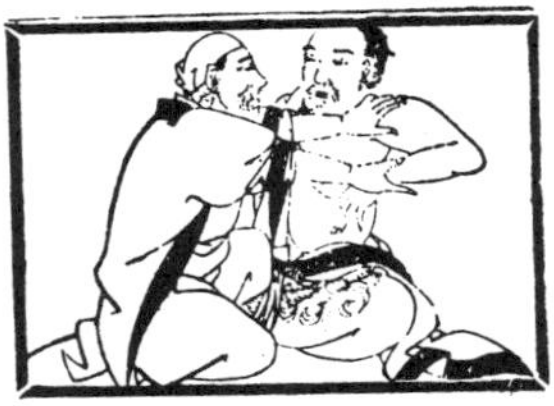

〔家法導引三術の中　利関術の三〕

指圧療法の効果の一つとして、健康の五大要素である**快働**、**快笑**、**快食**、**快眠**、**快通**を達成して長寿を全うすることを私どもは提唱してきたのであるが、「按腹図解」の総論にもその意が詳しく述べられてある。すなわち

『凡そ生物はすべて一大元気が間断なく働いている。この元気が流滞すると病み、閉塞すると死ぬのであるが、ことに人は万物の長として最も心身の労するものであり、かつ生活環境や風土等に左右されたり、種々な病気に罹ることが原因になって、一元気が流滞するときは種々な症状が現われ、ついには若死にをする基になる。ところがこの導引按腹の術を行なうときは、心身とも元気づいてきて、五臓六腑の働きが旺盛になり、胃腸の消化吸収も順調に運び、食欲は進み、大便小便も快調に通じ、筋肉や関節の働きも活発になり、皮膚も艶々《つやつや》しくなり、気力が盛んになるなどの生理作用が円滑に行なわれて身体を壮健にすることができるのみならず、難病でもこれを継続実施すれば、自然癒能力を喚起して不

治の病と思われた痼疾さえ速癒せしむるに至る』

とあるが、次にその『導引按腹活套（総論）』の原文を再現して参考にしたい。

『導引按腹活套』の原文

凡そ天地の間に生きとし生ける者みな一大元気の運動、須臾《しばらく》も間断《たえま》なく流行するに資《より》てなり。是をもつて此の一元気、纔《わず》かに流滞するときは病み、更に閉塞するときは死す。特に人は万物の長として其の精気神明にし、衆妙の理具す。然れども其の心識、最盛なるを以つて、其の心神を労役することも最も太甚《はなはだ》し。或は其の公私の勤労により、或は世営《よわたり》の時事《わざ》により、或は名利名聞の為に、思慮大過、又は飲食労倦《ろうけん》、或は酒色縦慾《じゅうよく》、或は癇疝積聚《しゃくじゅ》、或は風寒暑湿、或は痘疹、或は黴癩《ばいらい》、或は痰飲溜飲、或は打撲損傷等種々の因によりて、一元気是が為に流滞する時は、神気爽やかならず、臓腑安からず、胃和せず、血脈渋濇《じゅうしょく》し、骨属《こつぞく》利せず、筋絡攣急《きんらくれんきゅう》し、肌膚枯燥《きふこそう》し、或は浮腫す。其の病状緩急、遅速、軽重の不同あれども、共に終《つい》に横夭《わかじに》の根基《もとい》となる。然るに此の導引按腹の術を行ふときは、専ら一元気の流滞を活潑《めぐら》し、臓腑を安住《やすん》じ、腸胃を調和し、血脈を融通し、骨節を和利し、筋絡を舒暢《ちょうよう》し、肌膚《きふ》を潤沢し、飲食を進め、二便を利し、気力を盛んにし、記憶を強くし、身体を壮健ならしむ。亦数年不治の痼疾《やまい》を速癒せしむ。其の効験著明なるが如きは、自ら修して後、始めて識得すべきなり。

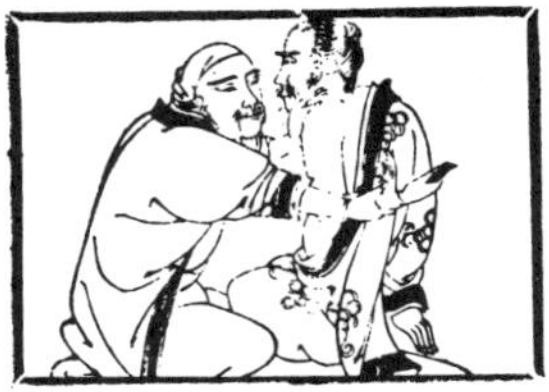

〔家法導引三術の中　利関術の四〕

五、全身指圧の重要性と按腹図解の『候腹弁』

私共の身体には自然癒能力というものが備わっている。すなわち病気に罹り、病原体や毒素が身体を侵かすときには、血液中の白血球が増加して防衛態勢をとるのは勿論、血液の血清中にはそれぞれの病原体や毒素に対抗する抗体ができて、これらが盛んに活動して抗原抗体反応を起して、外因による諸種の病気を克服してくれることになっており、原因不明の内因性の諸疾患に対しては、自律神経や内分泌系（ホルモン系）の働きが、あるときは協調し、あるときは拮抗して、諸種の臓器の働きの調節をはかり、健康に導くことになっていることは、生理学の説くところである。

ところが、この自然癒能力を発動できる身体は、筋肉が柔軟でしかも弾力性があり、あたかも搗き立ての餅のような身体の持主でなければならない。身体に違和を生じ、病気に罹ったときには、老幼男女を問わず、誰しもが身体の節々が硬ばったり、痛んだり、或は腰や肩、背中が凝り、頸部が強直してくることは、病患に罹った人々の経験済みのことと思う。これは現代医学で唱えられている〝連関痛〟といわれる内臓運動反射や、内臓知覚反射の現われであるが、こんなときには自然癒能力は影をひそめて活動しなくなるものである。

指圧療法は、このように凝り固って自然癒能力が衰えたり、失われたりしている身体を、系統的に全身を指圧し、これらの凝りを緩解して自然癒能力を喚起させ、健康体に導くとともに、難病を克服する一助をなすものである。

例えばコンクリートのように固くなった土地には、水や肥料を施こしても吸収はされないし、作物は勿論出来もしないが、その土地を精を出して良く耕やし軟かくすれば、水や肥料はよく吸収されるとともに、そこに蒔かれた種子は元気よく発芽してすくすくと成長するように、私たちの身体でも凝り固ってしまえば、如何に良薬を飲んでもまた注射を施しても、効験は容易に現われてこないものである。が、このようなときに指圧によって全身を柔軟にして、凝りを除いてやる——即ち身体を耕やすように軟かくすれば、自然癒能力が沸き、薬の効果も著しく顕われ快方に向っていくものである。

次の文章は按腹図解の『候腹弁、痼症疝気の論』の一節であるが、以上述べた事柄、即ち病気になったときの症候や、手術（推圧、即指圧手技）の部位や心構え等が、詳しく書かれてある。

『候腹弁』の一節（原文）

凡そ按腹の術を行はんと欲する人、先ず候腹の法を弁明すべし。其のこれを候ふに大綱五道あり、曰く実、曰く虚、曰く動悸、曰く攣急《れんきゅう》、曰く結塊《けっかい》なり。其の実といふは、腹皮厚く全体剛強にして、動悸高からず、攣急せず、結塊なく潤沢あるは壮実の腹証にして、按腹用ゆるに及ばず。其の虚といふは、腹皮薄く、全体柔弱にして動悸高く、攣急なく結塊なく、枯燥するは怯虚《きょきょ》の腹証にして、妄《みだり》に按腹すべからず、家法収神術を用いて元気を補充すべし。然らざれば救済しがたし（註、此の収神術は離散せんとする元気を速かに気海に還納せしめ、危機を転じて平安ならしめる術であるが、此れを行うのは最も幽微にして筆頭には書きつくすことが出来ないので入門者に口授すると書かれてある）。其の動悸は腹裏の動脈の外表に応ゆるなり。静かなるを吉とし、躁《さは》がしきを凶とす。其の攣急は腹裏の大筋《おおすじ》縮急するなり。其の結塊は食塊、気塊、水塊、血塊等の差別あれども、其の腹裏に塊を結ぶに至りては一なり。是をもつて動悸、攣急、結塊、其の病状は異なりといへども是を療ずる術においては一なり。総《す》べて動悸にても、攣急にても、結塊にても是を療するには、先ず其の病の所在の裏面にあたる脊中《せなか》を熟々《つくづく》と解釈し、扨て其の病毒の四斬《ぐるり》を徐々と解釈し、扨て其の病毒の上面《うえ》をいかにも静かに少し圧す心にて解釈し、其の後徐々と調摩すべし。此の如くに数次するときは動悸はよく鎮まり、攣急はよく伸び、結塊はよく消ずるなり。即効を見んとて心を燥《いらだ》ち、病上をゆめゆめ強く推圧《おす》べからず。理外の変を生じて反掌《てのひらを》の禍《かへすわざわい》をいたす。之を慎《つつ》しみ、之を慎しめ。

六、精神変調に対する指圧と按腹図解の『癇症疝気論』

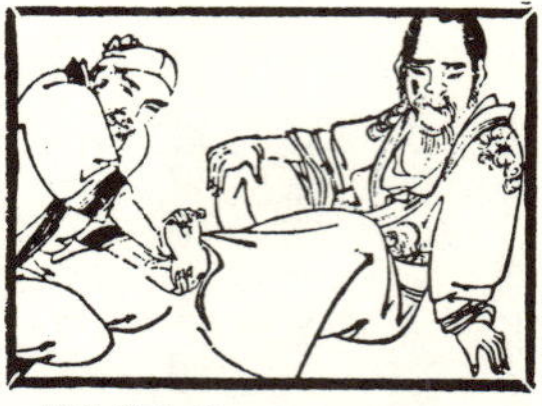
〔家法導引三術の中　利関術の五〕

指圧療法は一種の精神変調に対する効果の顕者であることがわかるが『癇症疝気論』では、癇と疝とは同じ病根で、癇症は精神病の総称であり、疝気は腹の急痛と述べている。これらの病気の症状については次のような詳しい説明があり、これを熟読玩味すれば治療上大いに参考になるものと考えられる。

『癪症、疝気の論』の一節（原文）

癪と疝とは同じ病根なる故に、其の病症も治法も大同小異なり。扨て此の二病其の病勢緩慢なるときは病者、医者共に油断して困篤にいたり、或は他病に擬似《ぎじ》するをもつて誤治し、或は廃人と成り、或は嗣続《しぞく》（註・子孫）を断ち、或は天命を折《くじ》く。人比々数ふべからず。長大息すべきものなり。よし又医俗ともに癪疝なることを知るといへども、其の治術肯綮《こうけい》に中《あた》らざるときは何の益なし。

又治術も薬湯、鍼《はり》、灸《きゅう》のみにては効験速かならず。唯、按腹導気の術をもつて、其の病根たる胸背、腹腰の攣急を調和し、臓腑を通達し、其の証に応じて調肝、抑肝の剤、或は治疝の剤を兼ね用ゆるときは、いか程歳久しき痼疾、沈痾《ちんあ》、又何とも名状しがたき危症といふとも速かに治するなり。是れ亦自から脩《しゅう》して知るべし。

総《す》べて何病にても施すに治術易簡《ちじゅつい かん》にして、其の効速かなれども、別して此の癪と疝の二病は此の手術を専用せざれば、終に十分の全快を得ること能はず。是をもつて特に是を論挙するなり。

右の一文をもって、大田晋齋がいかにこの手術を重く用いていたかが窺われよう。

『癇症、疝気の論』の症候の一節（原文）

夫《か》の癇症、疝気の病、近世最も多し、其の病因と病名の如きは、種々の異説あれば、其の論は暫らく措《さしお》く。然して其の癇といひ、疝といふも、一源の病根にして、現在見る所、その肩背より胸腹、腰臀《ようとん》までの大筋、縮急して諸病患を為すの総称なり。其の肩背、胸肋の大筋攣急するときは、上《かみ》神経、心肺、下《しも》隔膜、肝脾等に逼迫するをもつて、其の部位の諸器、其の位《くらい》に安んぜず。故にかならず情識に係る病を生ず。此の病症を世に癇症といふ。其の病千状万態定まらずといへども、其大略を斯に挙ぐるなり。

其の軽症といへば、平生肩背強急（凝り）し、或いは気むつかしく、起居懶倦《らいけん》物にとどこほり、或は物を思ひつめ、根気薄く、物に退屈し、何事につけても、泪《なみだ》もろく、善く怒り、善く悲しみ、健忘《ものわすれ》し、時々心細くなり、時に死に着くが如く、気弱し。物事臆病になり、さはがしきを嫌ひ、又さびしきを嫌ひ、過ぎ去りし事を後悔し、又行く末を深く案じ憂ひ、或は暦日の吉凶、或は方位、夢見、鳥啼《な》き、狗《いぬ》なきまでの事まで心にかゝり、気すすまず、人の言《ことば》の端々《はしばし》　瑣細《ささい》の事も心にさはり、或は奇麗好きし、死亡等の事の見聞を深く忌み悪《にく》み、又世を倦んで早く死にたき心になり、或は其の家業を勤むるが懶《ものう》く、または人に応対するを厭ひ、或は物に撰《え》り嫌ひ多く、或は夜寝《ね》苦しく、或は昏睡多く、夢見亦おそはれ、亦遺精し、或は時となく四肢厥冷《けつれい》し、振慄鼓頷《がん》し、或は戸障子の立てあけ身に響きて振揺し、瑣細の物音にも驚臆し、物事に思慮決断定まらず、或は人群集の所を懼れ、或は人を疑がひ、或は猜《そね》みなど、兎角情識にかゝる病多端なり。

其の深重に至りては、飲食無味、四肢倦怠、咽乾き、衂《はなぢ》血、便血、身熱、発熱、肌熱潮熱、五心煩熱、自汗、咳嗽、吐《と》紅《けつ》、心中煩悶等の労瘵《ろうさい》に擬似する症となり、非命の死を致す人少なからず、嘆ずべきなり。又は自ら高賢とし、或は罵詈、親疎を避けず、狂言、妄語、喜笑、悲哭し、歌唱ひ、時無く、垣を踰《こ》え、屋《やね》へ上り、棄衣、奔走、昼夜寝ねず。顚倒錯乱、精神恍惚、目清《す》み、神舎を守らず等の狂症に類似した生涯廃人となる人最も多し。又は半身偏枯《へんこ》し、肢体頑麻《がんま》し、手足癱瘓《しゅそくなんかん》（なへ）し、舌強り、不語《ものいえず》、言語塞渋《しぶり》、手足遂《かな》はず、口眼ゆがみ、痰涎壅盛《たんよだれふさが》り等の中風に類似し、又飲食或は痰涎、清水《きみず》を嘔吐し、或は胸膈不利、胸中否塞《ひそく》、呑酸《どんさん》、噯気《あいき》等の膈噎《かくいつ》反胃にまぎらわしい症数多ありて、枚挙すべからず。又此の滞礙《たいがい》攣筋ある人は、適々《たまたま》微邪に感じても邪気除き難く、多く労疫、風労、虚労と成り、黴毒《ばいどく》有る人は、黴毒労と成り、産後にては蓐労《じょくろう》（さんろう）となり、小児にては疳労となり命を隕すものすくなからず。

又其の腹腰の大筋攣急するときは、上《かみ》肝、胆、脾、胃、大小腸、下腎、膀胱、精嚢、子宮等に逼迫するをもって、其の部位の諸器、是が為に其の位に安んぜず、故に多くは二便の通塞《つうそく》、腰脚前後二陰等に係る諸患をなす。此の病症をすべて疝気といふ。此の病症亦多端なれども、其の標的とすべきもの数条を挙ぐ。腰脚強直、腿脚攣急、疼痛、少腹拘急《こうきゆう》、睾丸偏《へきがんへん》大小、膝臏痼冷《ひざがしらひえる》等の如きは、俗人も其の疝気なるを知れども、其の余諸雑病に擬似の症に至りては、肘臂疼痛、四肢麻痺、臍腹絞痛、死せんと欲し、或は肋骨より横骨まで縄を張りし如く、攣《ひきつ》り、或は心下に衝逆し、或は噯気《あいき》吐酸《とさん》或は反胃噎膈《いつかく》の如く、或は半身不仁《しびれ》、或は脚弱萎《あしなへ》儒、或は痿躄《こしぬけ》となり、或は骨節疼痛或は肌膚不仁、四肢麻痺、或は大便久秘、又久瀉、或は清穀下痢し、小便渋濇《しぶり》、或は清利頻数し、或は二十歳比《ころ》より、四十歳前後にて陰茎衰弱して、交合遂《かな》はず、或は夢交失精、或は赤白濁、或は淋疾、或は五痔、脱肛、或は便血、尿血、或は情欲、妄動、或は纔かに粉香の薫りをきけば春情発動し、或は老年に至りて、春情却つて妄動し、或は陰頭陰嚢冷え、男女とも陰器燥臭或は疼痛湿痒、婦人経水不順、或は少なく、或は過多或は孕《はら》まず、或は妊娠しても堕胎流産し、或は生子育たず、赤白帯下、或は崩漏となる。其余種々の病状枚挙に遑まあらず（後略）。

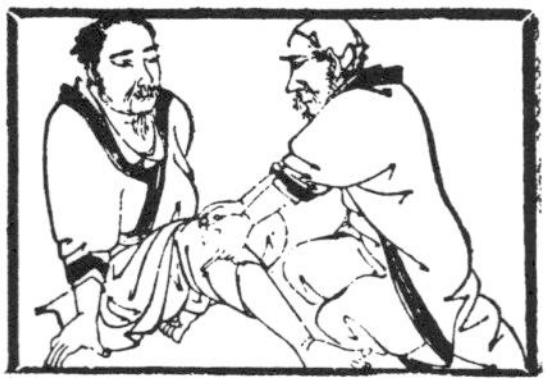
〔家法導引三術の中　利関術の六〕

七、後体部治療と『伏人療術図解』

われわれの指圧療法においては、後体部治療を重視し、後頭部から足底まで入念な指圧治療を繰返し繰返し行なっている。とくに施術者の位置、姿勢、母指の使い方、圧の加減等については合理的に、しかも施術者が疲れないように細心の注意が払われ、かつ受身となる患者の姿勢についても充分の配慮をもって、施術されている。

このことは日本指圧学校編、加藤普佐次郎博士著の『指圧療法原理第二部基本編』に詳しく具体的に述べられているが、これと按腹図解の家法導引三術『伏人療術図解』を対照してみると、興味深いものがある。大田晋斎の推圧が科学的理論をともなう現代指圧法には及ばないとしても、当時の皇漢医学——漢方の経絡、経穴に根拠をおいて、細かい点にまで気を配って施術している点、またそれに基いてこの指導書を著したことには敬服の念を禁じ得ないものがある。

次はその伏人療術図解の全文である。

『伏人療術図解』の原文

図の如く伏臥せしめ、面《かほ》に、括《くく》り枕やうのものを当て、面を右へなり共、左へなりとも病人の随意にそむかしめ、医者左側に座し、左の手の掌《ひら》は十四椎の辺に安住せしめ、右の手掌にて脊椎二行通り、三行通りを大椎辺より十三、四椎辺まで六、七遍拊循し、さて左右の指頭にて、百会、後頂、枕骨、完骨、風池、風府、後髪際を熟《とく》と解し、肩胛骨、肩、肩髎、肩井等を解釈し、病人の右の肩髃より臑臂《じゆひ》、肘、腕、内外表裏、手背、手心、五指頭まで細かに解釈し、其の後、肩髃より五の指頭まで徐《しずか》に調釈摩し、さて脊椎は大椎より一椎一椎尾骶骨まで細かに解釈し、又二行通り、三行通りの大筋を解釈し、腰臀の大肉、大筋、環跳、胞肓《はらうら》、秩辺を推圧し、夫れより承扶、委陽、中瀆、伏兎、風市、膝蓋の四斬《ぐるり》を解釈し、別して委中、承山の凝結《こり》を解釈し、腓腸を摩解し、輔骨、胻骨、脚面、内踝、外踝、踵骨の四旁を解釈し、足心を解釈し、湧泉、然谷を推圧し、足趾五指ともによく摩解し、さて又右手にて両痞根の穴を推圧し、左の手掌にて環跳辺より足趾まで数遍調摩し、亦左の手にて両痞根の穴を推圧し、右の手掌にて大椎辺より両痞根辺まで徐々と循拊し、さて両の拇指頭にて両痞根の穴を良《やや》久しく推圧して、心静かに手を引くべし、扨て仰臥せしめて次の手術を施すべし。

この伏人療術法は、私共が現在行なっている指圧療法の「伏臥治療法」と同じ操作であるが（左図参照）、大田晋齋はまたこのほか、伏臥のできない患者に対しては側臥せしめ、伏臥に準じた治療法をもって、別に『側人療術図療解』も説いている

さて右原文『伏人療術図解』を、経絡経穴に基いて解説すれば（次頁第一図参照）

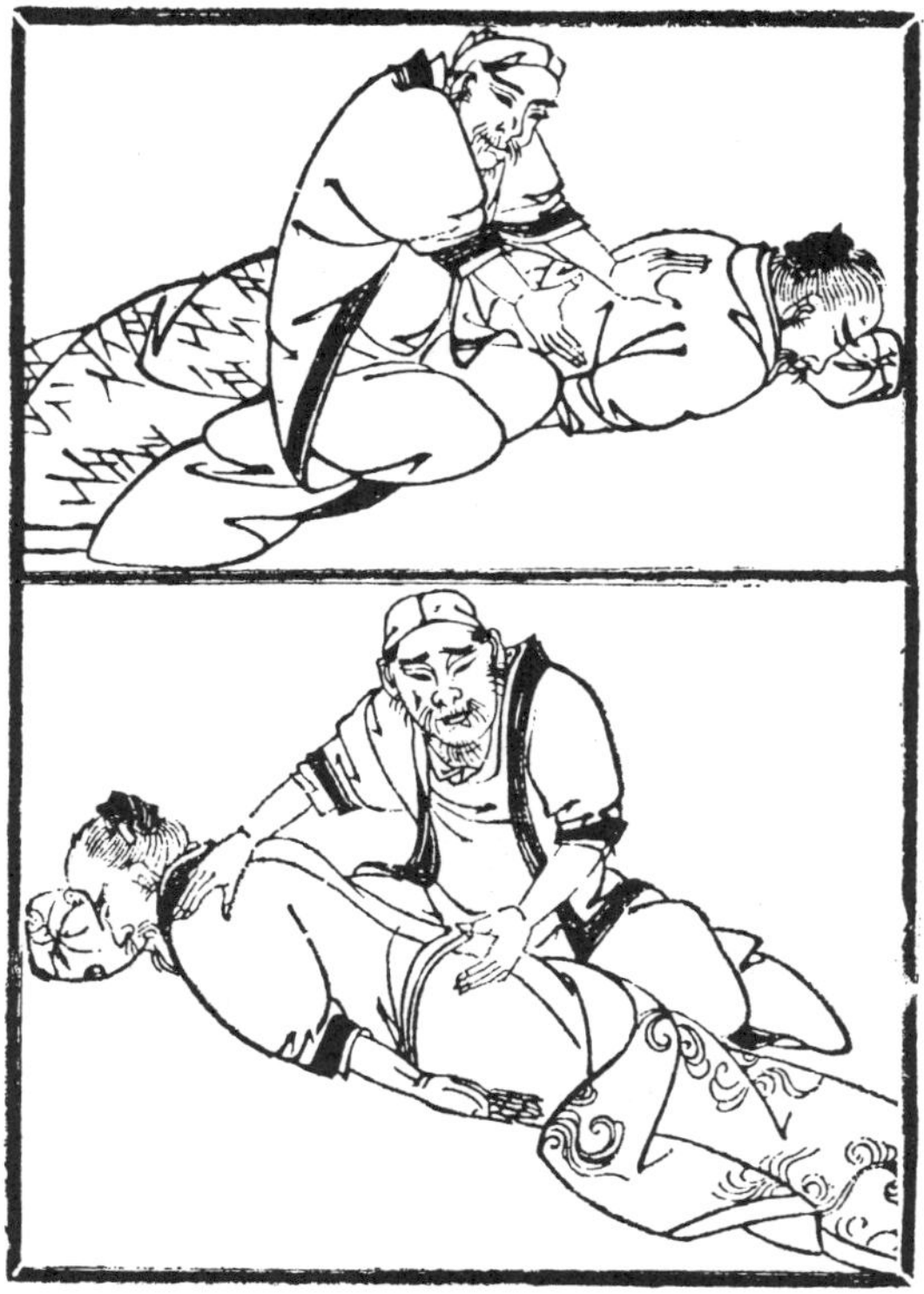

〔伏人療術図解の図〕

*下図は、病人が額を枕に当てて伏臥し、両腕を脇に添えている。医者は病人の右側に坐し、右手を病人の左肩に、左手を病人の腰に当てて施術している。

*上図は、医者が病人の背部に左手掌を当て、右手掌を病人の右肩甲下部に当て施術している図である。

〈第一図〉

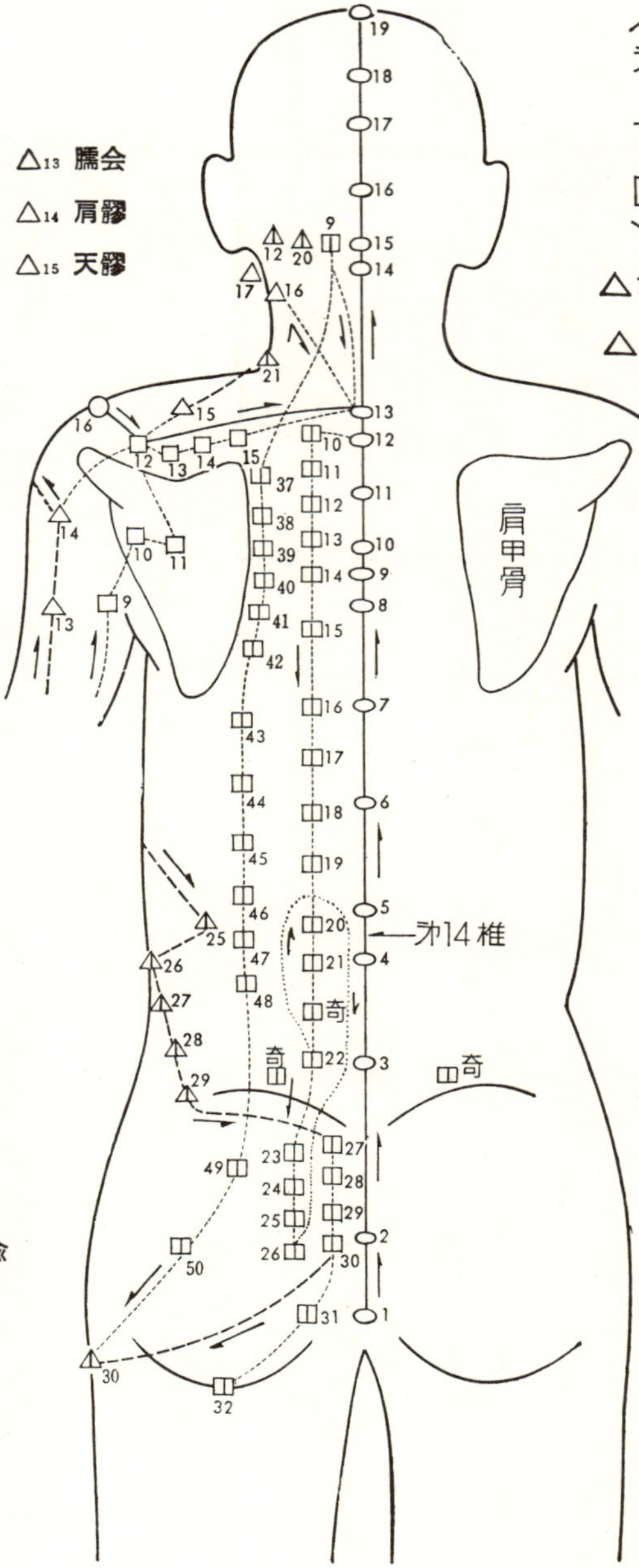

□9 肩貞
□10 臑兪
□11 天宗
□12 秉風
□13 曲垣
□14 肩外兪
□15 肩中兪

△13 臑会
△14 肩髎
△15 天髎

△16 天牖
△17 翳風

◫9 天柱
◫10 大杼
◫11 風門
◫12 肺兪
◫13 厥陰兪
◫14 心兪
◫15 膈兪
◫16 肝兪
◫17 胆兪
◫18 脾兪
◫19 胃兪
◫20 三焦兪
◫21 腎兪
◫奇 気海兪
◫22 大腸兪
◫23 小腸兪
◫24 膀胱兪
◫25 中膂内兪
◫26 白環兪
◫27 上髎
◫28 次髎
◫29 中髎
◫30 下髎
◫31 会陽
◫32 承扶

⬭19 百会
⬭18 後頂
⬭17 強間
⬭16 脳戸
⬭15 風府
⬭14 瘂門
⬭13 大椎
⬭12 陶道
⬭11 身柱
⬭10 神道
⬭9 霊台
⬭8 至陽
⬭7 筋縮
⬭6 脊中
⬭5 懸枢
⬭4 命門
⬭3 陽関
⬭2 腰兪
⬭1 長強

⬭3 の左右◫奇 は腰眼に当る

(1)　十四椎とあるのは第二腰椎のことを意味しているのであって、脊椎二行通りとあるは「足の太陽膀胱経第二行」を指していると思う。

膀胱経第二行には　大杼◫10　風門◫11　肺兪◫12　厥陰兪◫13　心兪◫14　膈兪◫15　肝兪◫16、胆兪◫17　脾兪◫18　胃兪◫19　三焦兪◫20　腎兪◫21　気海兪◫奇　大腸兪◫22　の重要な経穴があるが、これらは、私共が現行指圧療法で行なっている浪越式指圧「肩甲間部五点・五点目より腰まで十点」に当たる箇所である。

(2)　脊椎第三行とあるは足の「太陽膀胱経第三行」を指しているものと思われる。即ち肩甲骨の内縁に添い、第二行の外方二横指の所を通り、附分◫37　魄戸◫38　膏肓◫39

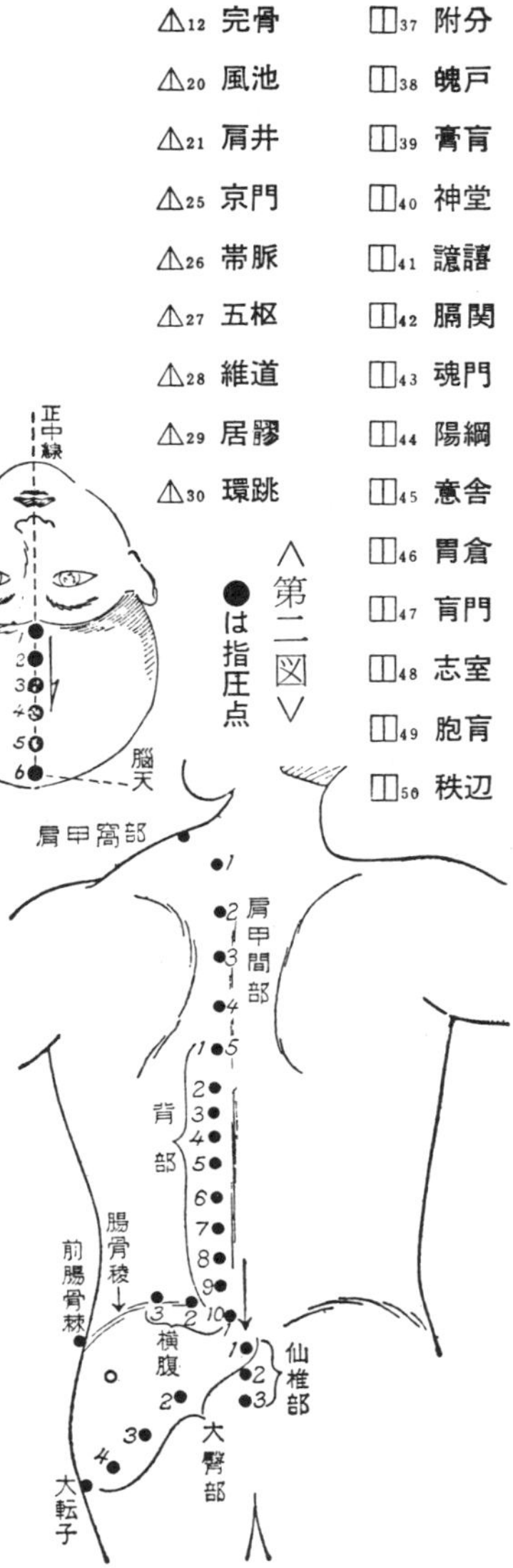

△12 完骨	□37 附分
△20 風池	□38 魄戸
△21 肩井	□39 膏肓
△25 京門	□40 神堂
△26 帯脈	□41 譩譆
△27 五枢	□42 膈関
△28 維道	□43 魂門
△29 居髎	□44 陽綱
△30 環跳	□45 意舎
	□46 胃倉
	□47 肓門
	□48 志室
	□49 胞肓
	□50 秩辺

〈第二図〉
●は指圧点

神堂◫[40]、譩譆◫[41] 膈関◫[42] 魂門◫[43] 陽綱◫[44] 意舎◫[45] 胃倉◫[46] 肓門◫[47] 志室◫[48]の経穴がある。

また、督脈に属する大椎○[13]は、第八頸椎と第一胸椎との間に位置し、胃経を除く陽の経脈の集まる重要な経穴で、百会○[19] 後頂○[18] 枕骨（脳戸○[16]のことか）風府○[15]は同じく督脈の経穴である。完骨⚠[12] 風池⚠[20] は足の少陽胆経の経穴である。

これらは私共の指圧療法における「後体部治療」において、後頂○[18] 強間○[17] 脳戸○[16]を「後頭部三点」として指圧し、百会○[19]は指圧療法の「頭部治療」に当たって「頭部正中線六点目」の頭頂を「脳天指圧」として圧している（第二図参照）。

風府○[15]は項《うなじ》の窩《くぼみ》にあり「項窩（延髄）一点圧三回」として圧している。

完骨⚠[12] 風池⚠[20]は「横臥治療」の際に入念に指圧しているし、後体部治療の際にも応用操作として施術している。

肩甲骨の棘下部には「手の太陽小腸経」に属する天宗□[11]、臑兪□[10]の経穴があり、これも指圧療法で応用操作として圧している。（後篇・応用治病篇参照）

肩髎△[14]は「手の少陽三焦経」肩髃○[15]は手の陽明大陽経の経穴で、上肢治療に際し圧すことにしているし（第七図参照）、肩井⚠[21]は足の「少陽胆経の経穴」で、指圧療法では「肩甲上部」一点目として圧している（第二図参照）。

臑、臂、肘、腕、内外表裏、手背、手心、五指頭は、私共の指圧では「上肢の治療」に当って細かく丁寧に指圧を施している。上肢の外側には「手の陽明大腸経」「手の太陽小腸経」「手の少陽三焦経」が通り、内側には「手の太陰肺経」「手の少陰心経」「手の厥陰心包経」が通り、肘関節から遠位の箇所にとくに重要な経穴がある（第六、七図参照）。

脊椎は大椎より一椎、一椎、尾骶骨即ち尾骨まで細かに解釈するとあるが、ここには督脈が通り、大椎○[13] 陶道○[12] 身柱○[11] 神道○[10] 霊台○[9] 至陽○[8] 筋縮○[7] 脊中○[6] 懸枢○[5] 命門○[4] 陽関○[3] 腰兪○[2] 長強○[1]の経穴があり、これを私共の指圧では『脊柱調整法』として衝撃圧法の掌圧を施している。（応病治療篇参照）

胞肓◫[49] 秩辺◫[50]（第一図参照）は大殿筋の上にある「膀胱経第三行」の経穴であり、承扶◫[32] 委陽◫[35] 委中◫[36] 承山◫[53]（第三図参照）は下肢の後側にある「膀胱経の経穴」である。

湧泉◨[1] 然谷◨[2]（第三図参照）は足底にある「足の少陰腎経の経穴」である。何れも後体部治療に際し入念に圧している。環跳△[30]は、大転子の上にある「足の少陽胆経の経穴」であり、中瀆△[31] 風市△[奇]も胆経の経穴で大腿外側の中程にある。伏兎①[32]は「足の陽明胃経の経穴」で、大腿上側の中央近くにあり（第四図参照）、何れも下肢の治療に当って圧している重要な経穴である。また、痔根の穴（ツボ）とは「胆経の奇穴」である。

〈第三図〉

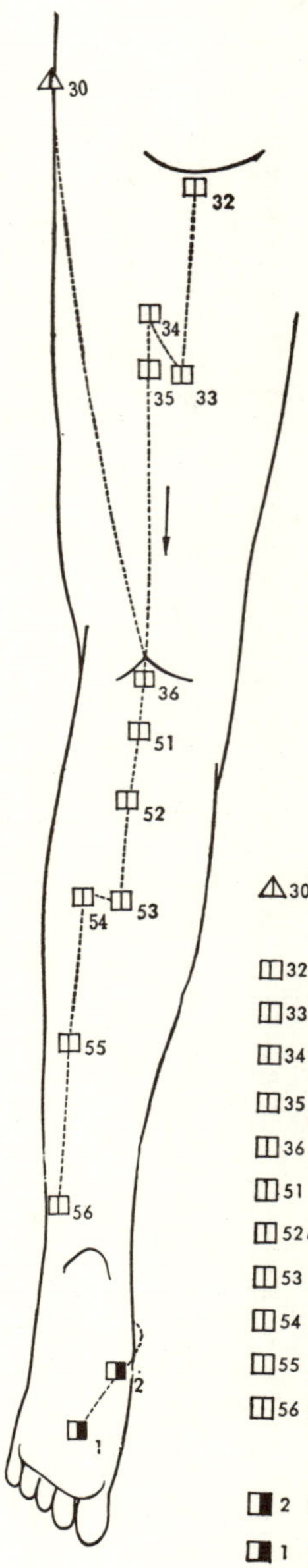

△30 環跳

◫32 承扶
◫33 殷門
◫34 浮郄
◫35 委陽
◫36 委中
◫51 合陽
◫52 承筋
◫53 承山
◫54 跗陽
◫55 附陽
◫56 崑崙

◨2 然谷
◨1 湧泉

〈第四図〉

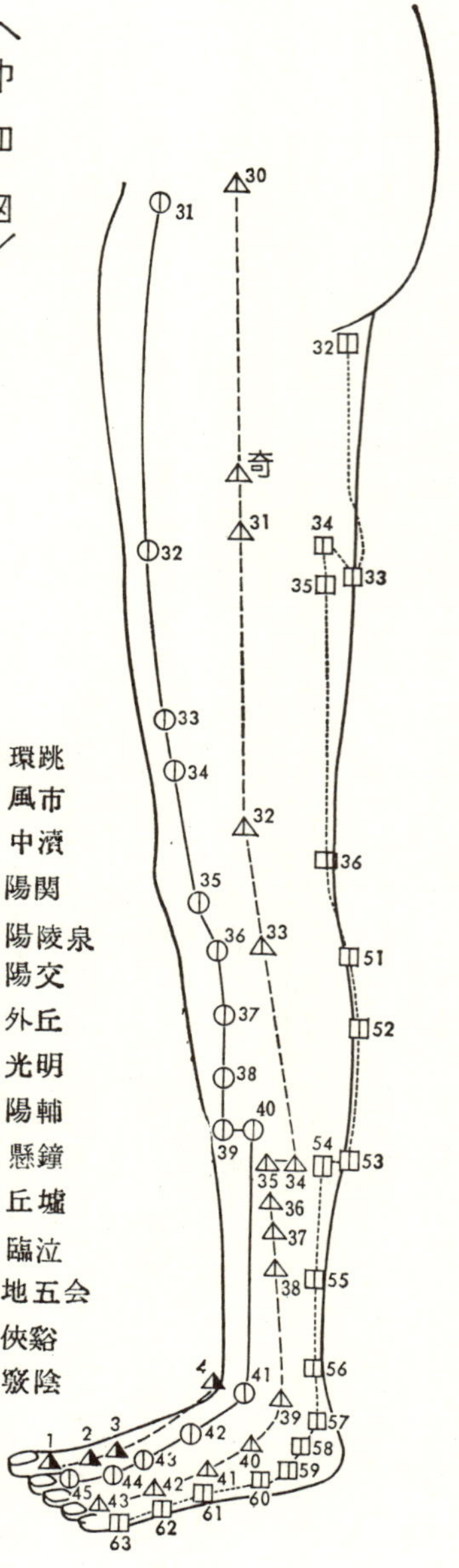

⦶31 髀関
⦶32 伏兎
⦶33 陰市
⦶34 梁丘
⦶35 犢鼻
⦶36 三里
⦶37 上巨虚
⦶38 条口
⦶39 下巨虚
⦶40 豊隆
⦶41 解谿
⦶42 衝陽
⦶43 陥谷
⦶44 内庭
⦶45 厲兌

△30 環跳
△奇 風市
△31 中瀆
△32 陽関
△33 陽陵泉
△34 陽交
△35 外丘
△36 光明
△37 陽輔
△38 懸鐘
△39 丘墟
△40 臨泣
△41 地五会
△42 侠谿
△43 竅陰

◫57 僕参
◫58 申脈
◫59 金門
◫60 京骨
◫61 束骨
◫62 通谷
◫63 至陰

▲1 太敦
▲2 行間
▲3 太衝
▲4 中封

〈第五図〉

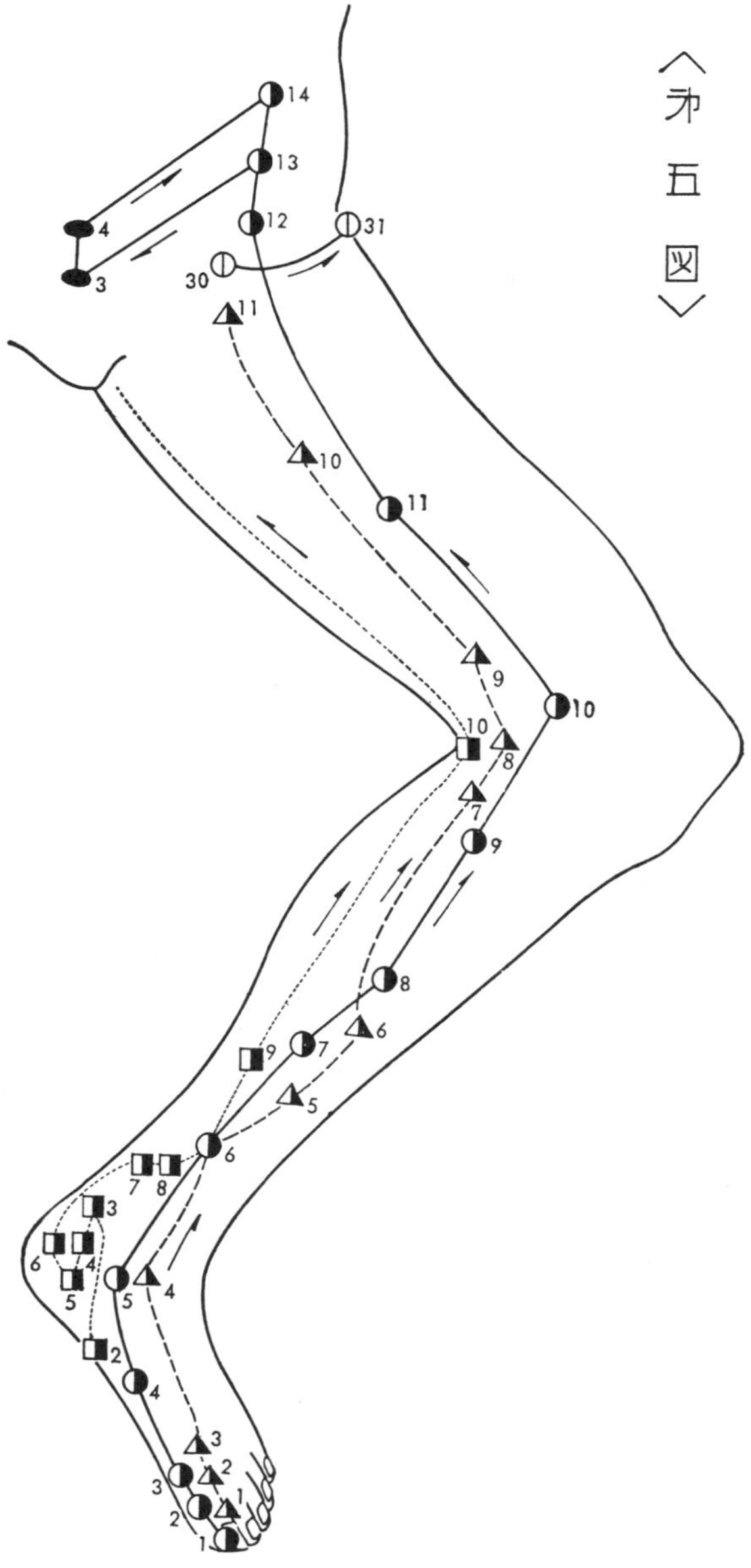

4 関元	30 気衝
3 中極	31 髀関
11 陰廉	14 腹結
10 五里	13 府舎
9 陰包	12 衝門
8 曲泉	11 箕門
7 膝関	10 血海
6 中都	9 陰陵泉
5 蠡溝	8 地機
4 中封	7 漏谷
3 太衝	6 三陰交
2 行間	5 商丘
1 大敦	4 公孫
	3 太白
10 陰谷	2 大都
9 築賓	1 隠白
8 交信	
7 復溜	
6 水泉	
5 照海	
4 大鐘	
3 太谿	
2 然谷	

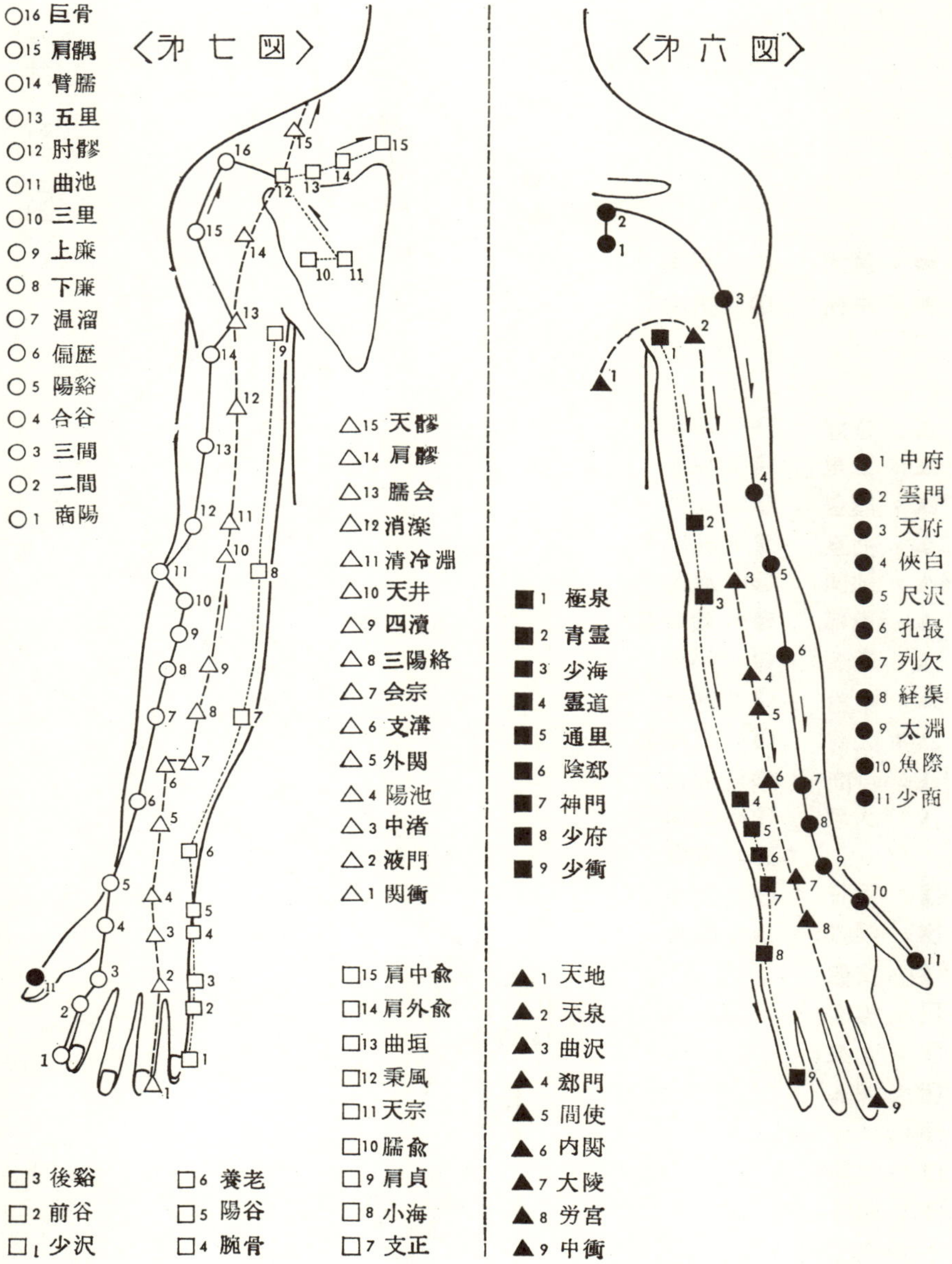
〈第七図〉
〈第六図〉
○16 巨骨
○15 肩髃
○14 臂臑
○13 五里
○12 肘髎
○11 曲池
○10 三里
○9 上廉
○8 下廉
○7 温溜
○6 偏歴
○5 陽谿
○4 合谷
○3 三間
○2 二間
○1 商陽
△15 天髎
△14 肩髎
△13 臑会
△12 消濼
△11 清冷淵
△10 天井
△9 四瀆
△8 三陽絡
△7 会宗
△6 支溝
△5 外関
△4 陽池
△3 中渚
△2 液門
△1 関衝
□15 肩中兪
□14 肩外兪
□13 曲垣
□12 秉風
□11 天宗
□10 臑兪
□9 肩貞
□8 小海
□7 支正
□6 養老
□5 陽谷
□4 腕骨
□3 後谿
□2 前谷
□1 少沢
■1 極泉
■2 青霊
■3 少海
■4 霊道
■5 通里
■6 陰郄
■7 神門
■8 少府
■9 少衝
▲1 天地
▲2 天泉
▲3 曲沢
▲4 郄門
▲5 間使
▲6 内関
▲7 大陵
▲8 労宮
▲9 中衝
●1 中府
●2 雲門
●3 天府
●4 侠白
●5 尺沢
●6 孔最
●7 列欠
●8 経渠
●9 太淵
●10 魚際
●11 少商

八、仰臥治療と『仰人療術図解』

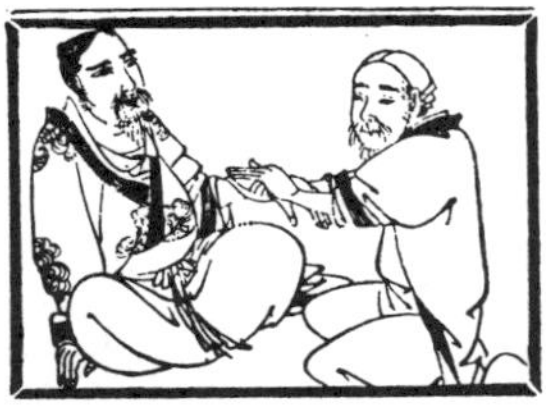

〔家法導引三術の中　調摩術〕

私共の指圧療法では、仰臥の姿勢を取らせてから、上肢、下肢、頭部、顔面、胸部、腹部の順で施術することにしている（『指圧療法原理』第二部基本編参照）。

これを大田晋齋は「按腹図解」の仰人療術の項目で、頭部、顔面、項頸部、両肩、上肢、下肢の順序で細かく推圧したり、調摩したりして、凝りや、ひきつれ等を緩解し、最後に「按腹術」を施こすべしと述べているが、これは按腹といっても、胸部、腹部及び仰臥のまま背部をも推圧する手術である。

『仰人療術図解』の原文

図の如く仰臥せしめ、医者病人の面《かほ》に向ひ坐し、百会より前頂、前髪際両太陽、耳門、眉稜、眼旁、両顴骨、鼻梁、人中、口吻、承満（注・承漿の誤りか）項頸、結喉、両肩胛、臑臂、肘腕、手背、手掌、五指、爪甲内外共に細かに解釈し、扨て肩髃より五指頭まで数次調摩し、亦腰骨より外股、風市、伏兎等の辺を解釈し、膝蓋四旁、内脛、外脛、内外踝、足跟、足背、足心、五指悉く解釈し、さて腰部より足趾頭まで数次撫摩循下して、扨て次の按腹術にかかるべし。

右原文の中で経絡、経穴に関係したものについては、第九図を参照して解説すると、百

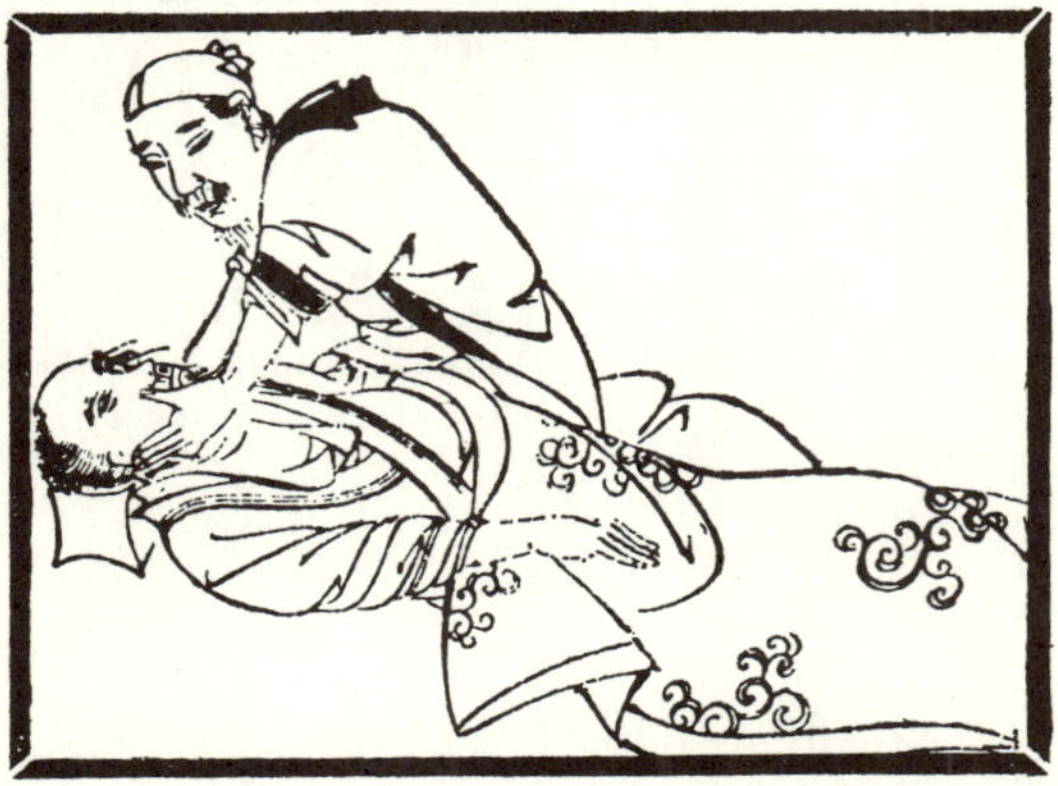

〔仰人療術の図〕

＊ 上図は病人が枕をして仰臥の姿勢をとり、医者が病人の左側に坐し頭部に向って病人の上顎部に両手掌を当てている図。

〔同上推圧点〕

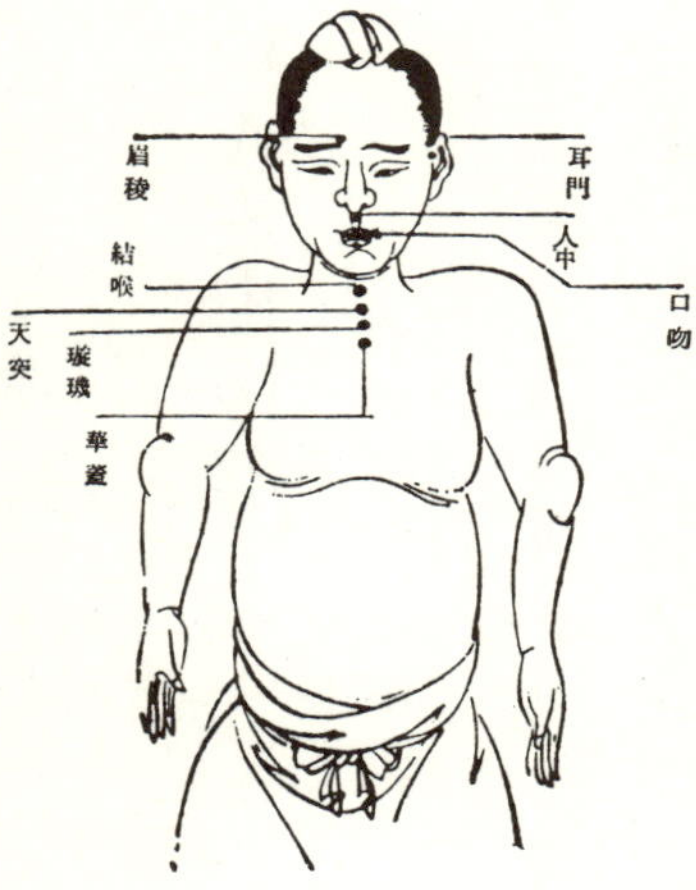

〈第八図〉

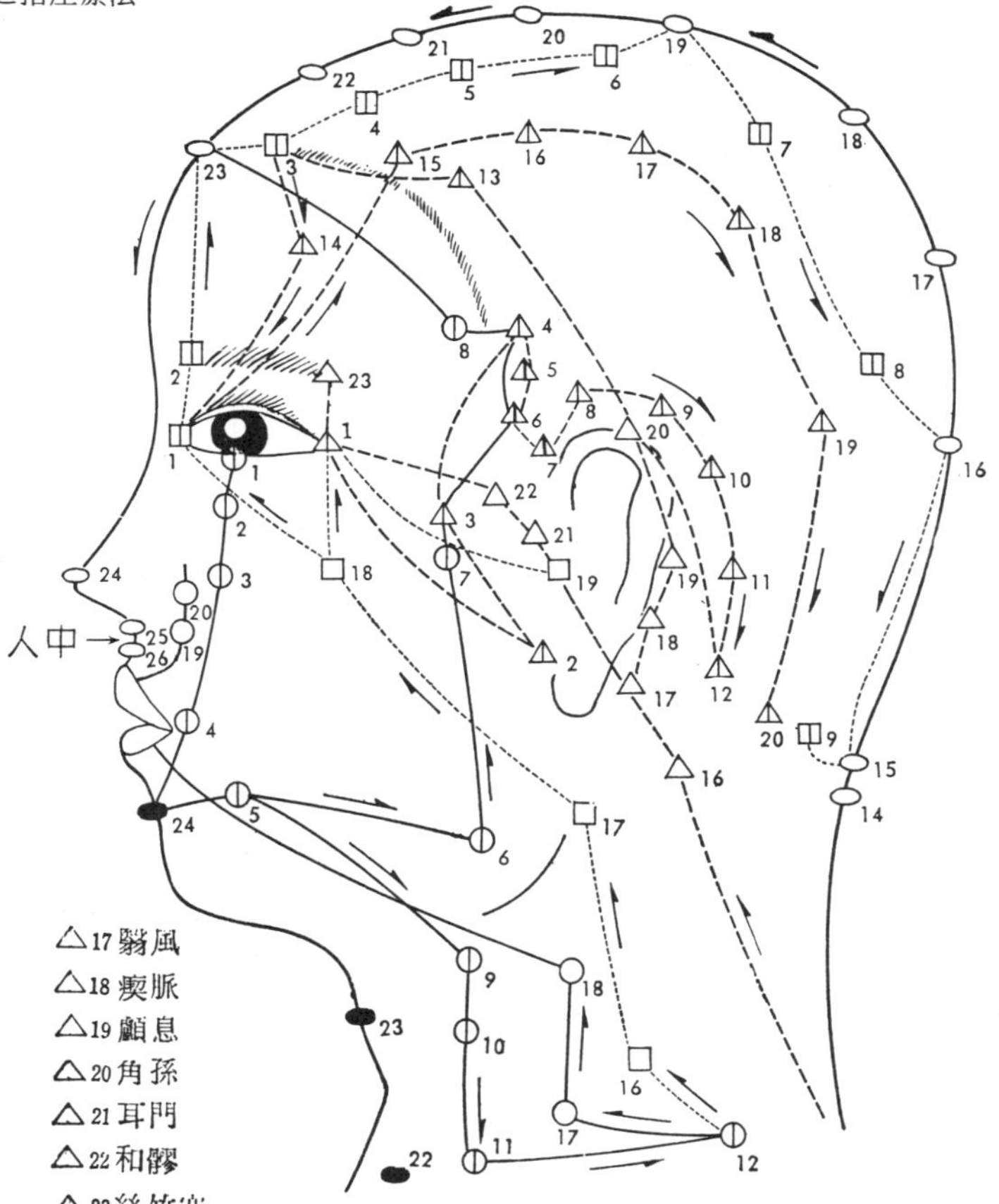

△1 瞳子髎
△2 聴会
△3 客主人
△4 頷厭
△5 懸顱
△6 懸釐
△7 曲鬢
△8 率谷
△9 天衝
△10 浮白
△11 竅陰
△12 完骨
△13 本神
△14 陽白
△15 臨泣
△16 目窓
△17 正営
△18 承霊
△19 脳空
△20 風池

△17 翳風
△18 瘈脈
△19 顱息
△20 角孫
△21 耳門
△22 和髎
△23 絲竹空

◫1 睛明
◫2 攅竹
◫3 曲差
◫4 五処
◫5 承光
◫6 通天
◫7 絡却
◫8 玉枕
◫9 天柱

□16 天窓
□17 天容
□18 顴髎
□19 聴宮
○17 天鼎
○18 扶突
○19 禾髎
○20 迎香

⦶1 承泣
⦶2 四白
⦶3 巨髎
⦶4 地倉
⦶5 大迎
⦶6 頬車
⦶7 下関
⦶8 頭維

⦶9 人迎
⦶10 水突
⦶11 気舎
⦶12 欠盆

●24 承漿
●23 廉泉
●22 天突

⬭19 百会
⬭18 後頂
⬭17 強間
⬭16 脳戸
⬭15 風府
⬭14 瘂門

⬭26 兌端
⬭25 水溝
⬭24 素髎
⬭23 神庭
⬭22 上星
⬭21 顖会
⬭20 前頂

会○[19] 前頂○[20] 鼻梁、人中は頭部、顔面の正中線にある督脈に属し、鼻梁の先端には素髎○[24]、人中には水溝○[25] 兌端《だったん》○[26]の経穴がある。前髪際両太陽は、足の太陽膀胱経の左右の曲差◫[3]の経穴を指しているものと思う。

耳門△[21]は手の少陽三焦経の経穴であり、眉稜には膀胱経の攅竹◫[2]の経穴がある。

眼旁の内眼角には「足の太陽膀胱経」の睛明◫[1] 外眼角には「足の少陽胆経」の瞳子髎△[1] 下眼窩縁の中央には足の陽明胃経の承泣①[1]の経穴がある。両顴骨（頬骨）結節の直下に「手の太陽小腸経」に属する顴髎□[18]の経穴がある。口吻の口角には「足の陽明胃経」に属する地倉①[4]の経穴がある。

また承満①[20]は下肋部の下にある胃経の経穴であるから、承漿●[24]の誤りかと思われる。承漿は任脈の経穴で下唇の下の溝の中央にある。項、頸、喉には経絡のすべてが通っているが、前頸部の正中線には任脈が通り、天突●[22] 廉泉●[23]の経穴があり、その左右には胃経が通り、人迎①[9] 水突①[10] 気舎①[11]の経穴がある。これは私共の指圧療法においては「前頸部四点圧三回」としてこの部位を重視して圧している。（八〇頁第十七図参照）

胸鎖乳突筋部には大腸経が通り、天鼎○[17] 扶突○[18]の経穴があり、胸鎖乳突筋部の外側には小腸経が通り、天窓□[16] 天容□[17]の経穴がある。

耳垂と乳様突起前側の間の陥中には、三焦経の翳風△[17] 乳様突起の直後下部三横指の所には三焦経の天牖△[16]の経穴がある。後頭部髪際には胆経の完骨△[12]風池△[20]膀胱経の天柱□[9]があり、何れも治療上重要な経穴である。

上肢、下肢に関しては『後体部治療』で述べたから上肢下肢の経穴（第六図・第七図）を参照して研究されたい（家法導引三術の中『側人療術図解』は口絵原図参照）

九、胸腹部の指圧療法と『家法按腹十三術図解』

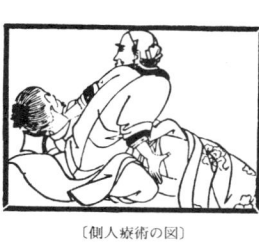

〔側人療術の図〕

私共の指圧においては、胸部治療法として肋骨間と胸骨の上を圧すが（指圧療法原理第二部基本編参照）、『家法按腹十三術図解』の中の第一術分排、第二術分肋、第十術升降、第十一術利水、第十二術収斂、第十三術安神は、胸部治療に関連した箇所を推圧したり調摩したりして、按腹の効果を一層高めるように留意している。

私共は腹部治療を最も慎重に、細心の注意を払って行なうため、最初に触診を充分に行ない、腹部の硬軟、結塊、動悸、及び腹筋の状況等を調べるが、これは大田晋齋の候腹弁にある事項を、身をもって行なっているかの感を深くするものであって、私共の大いに学ばなければならない重要な事項である。

『家法按腹十三術図解』には、腹部施術の心構えと施術法を細かく説明してあり、しかもこの十三術に拘泥することなく、臨機応変の処置を採ることが肝要であると戒しめる心構えに対しては、大いに敬服に堪えない。以下その原文を掲げる。

『家法按腹十三術』図解の原文

初学の人、此に挙ぐる処の次序に循がひ、慣習、熟煉、歳月を積みなば、起死回生の妙境に到るべし。然れども人は活物にして、療治は活技なれば、一方に拘泥すべからず。唯々臨機応変を尚とむなり。既に自得のうへにては此の次序に拘はるべきにあらざるなり。

分排　第一術　**胸隔を分け排くなり**

図の如く病人を仰臥せしめ、医者其の左側に坐し、左の膝頭にて病人の髀枢を抵承し、病人の身体に動揺なからしめ、扨て左手掌にて臍上を軽く推圧し、右の手掌にて胸腔上より心下まで、肋骨を一筋ずつ左右に分排、摩擦、撫循すること徐々として

二、三十遍ばかりすべし。

訳者曰く・左図の髀枢は大腿外側の髀関①[31]の経穴附近をいう。本治療法については第九図を参考にされたい。

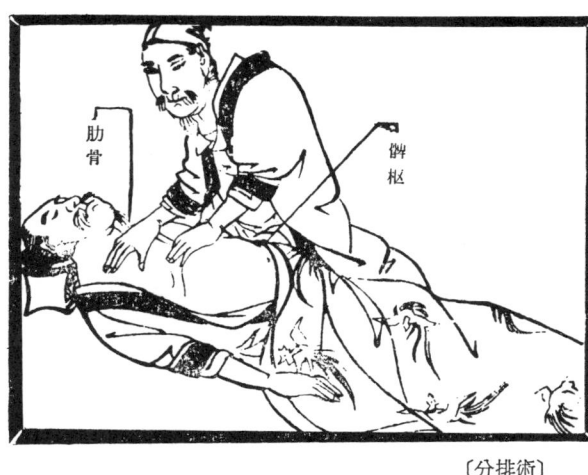

〔分排術〕

*上図は、病人が枕をして仰臥の姿勢をとり胸腹部の衣は開いている。医者は病人の左側に坐して、左手掌を病人の臍上に置き、右手掌を病人の右胸部に当てて施術している図。

*下図は、現代指圧療法における腹部指圧治療法の図

〔腹部の指圧〕

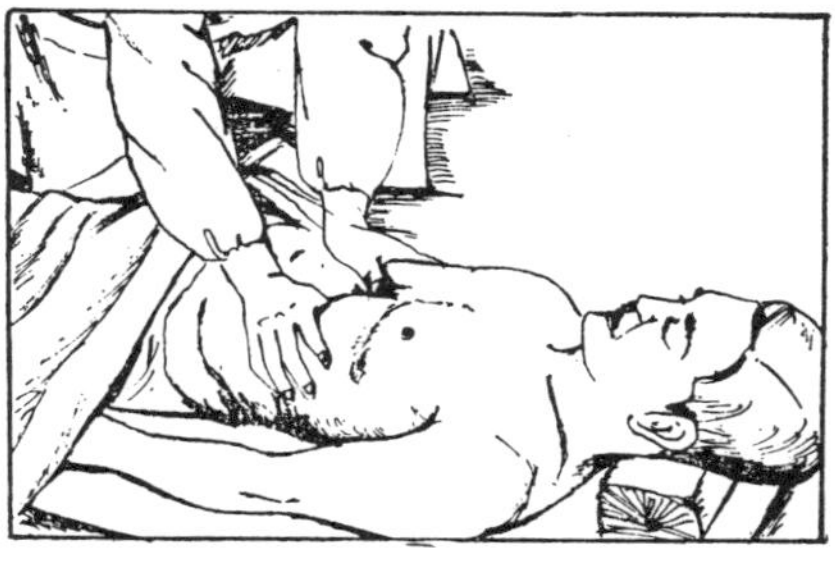

分肋　第二術

胸骨端を左右にわかちひらくなり

図の如く左右の手掌にて指頭に少し力をいれ、たがいに上欠盆骨より下肋骨端まで左

〈第九図〉

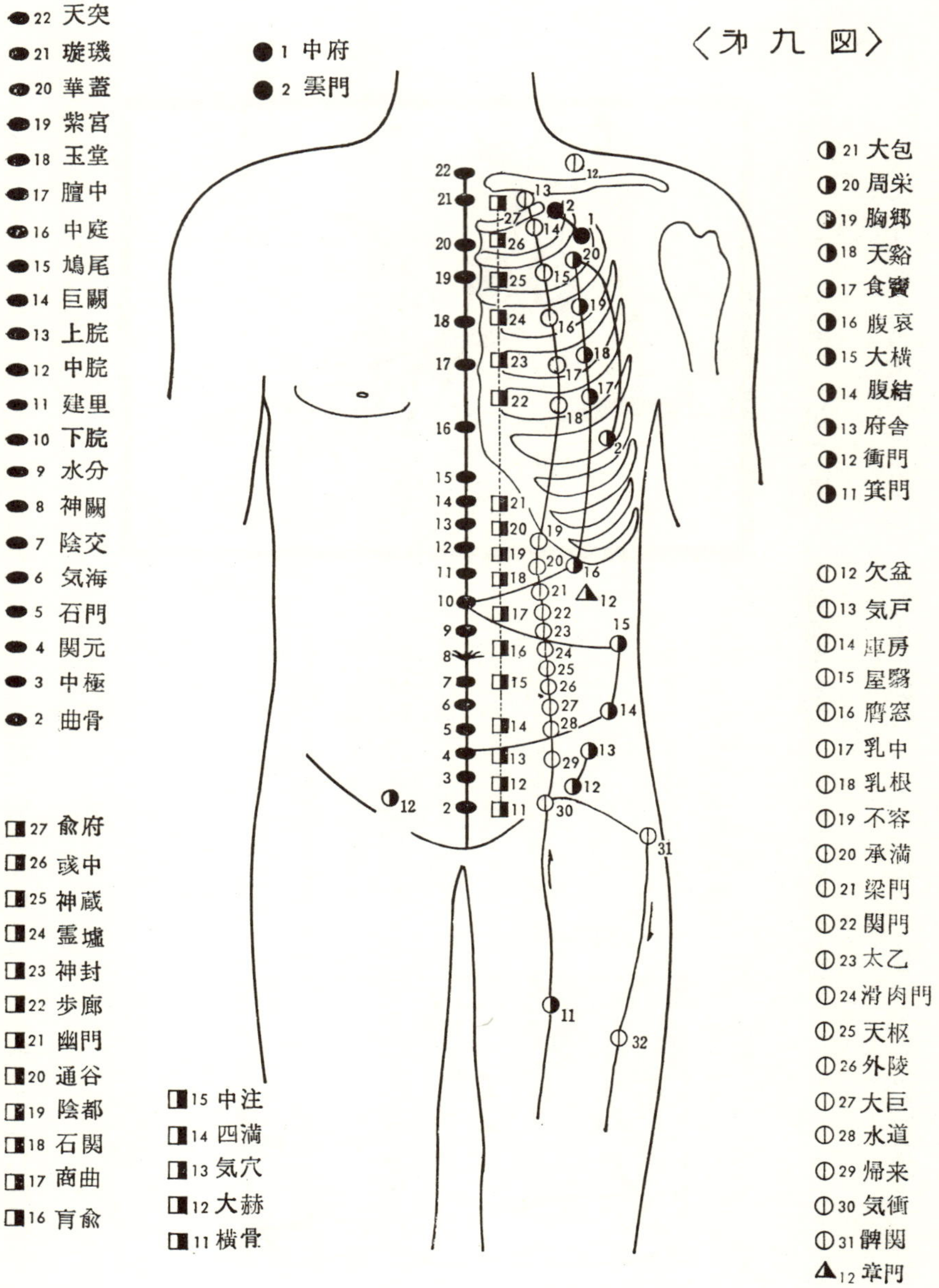
22 天突
21 璇璣
20 華蓋
19 紫宮
18 玉堂
17 膻中
16 中庭
15 鳩尾
14 巨闕
13 上脘
12 中脘
11 建里
10 下脘
9 水分
8 神闕
7 陰交
6 気海
5 石門
4 関元
3 中極
2 曲骨
1 中府
2 雲門
21 大包
20 周栄
19 胸郷
18 天谿
17 食竇
16 腹哀
15 大横
14 腹結
13 府舎
12 衝門
11 箕門
12 欠盆
13 気戸
14 庫房
15 屋翳
16 膺窓
17 乳中
18 乳根
19 不容
20 承満
21 梁門
22 関門
23 太乙
24 滑肉門
25 天枢
26 外陵
27 大巨
28 水道
29 帰来
30 気衝
31 髀関
12 章門
27 兪府
26 彧中
25 神蔵
24 霊墟
23 神封
22 歩廊
21 幽門
20 通谷
19 陰都
18 石関
17 商曲
16 肓兪
15 中注
14 四満
13 気穴
12 大赫
11 横骨

右共に拊循し、扨て左右の衝門の穴を推圧すること、おのおの三次《みたび》すべし。

訳者曰く・欠盆骨は鎖骨をさしているものと思われる。衝門◐12は鼠径部の恥骨弓の外端「脾経」の経穴である。（第九図及び十図参照）

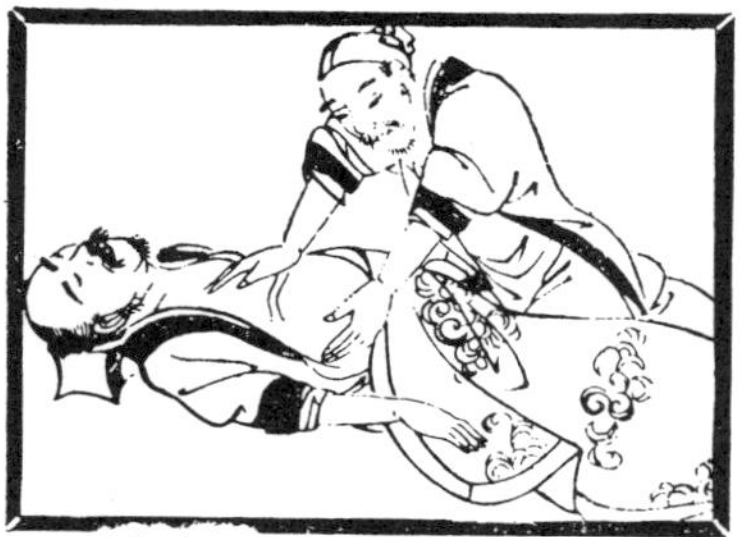
〔分肋術〕

*上図は、医者病人の左側に坐し、病人は仰臥の姿勢で胸腹部の衣を開き、医者は左手掌を病人の右腹部に当て右手掌を左胸部へ当てて施術している図。

*下図は、病人は仰臥の姿勢で胸腹部の衣を開き、医者は病人の右側に坐し右手の示指、中指、薬指を臍上の腹部正中線に当て、右母指は右腹側にあて、左手の四指頭を左腹部に当てて施術している図。

〔鉤腸術〕
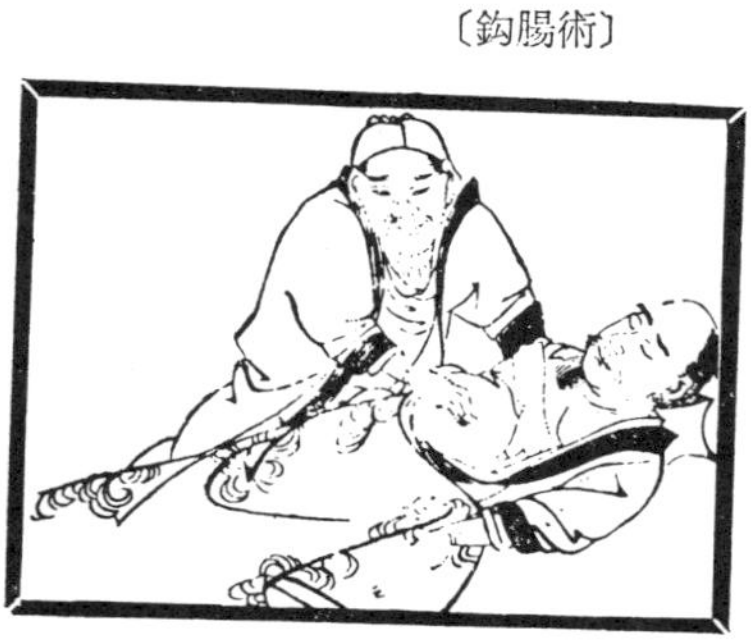

鉤腸　第三術

是れ沈着せる諸腸、腹底の大筋を鉤引（ひきあける）する術なり

図の如く右手の無名指、中指、食指の三指頭にて、巨闕、上脘、中脘の穴を推圧し、左手の四指頭に力をいれ、左腹側の大筋を良久《やや》しく提起し、扨て左手指は其の儘におき、右手拇指頭に力をいれ、右腹側の大筋を拘引すること左手のごとくすべし。

訳者曰く、無名指、中指、食指は現在の解剖用語では「薬指・中指・示指」となっている。巨闕●[14]上脘●[13]中脘●[12]の穴は何れも任脈に属する経穴で、剣状突起と臍との間にある。また原文には「左手の四指頭に力を入れ右腹側の大筋を良久しく提起し――」とあるが、これは左腹部の誤りかと考えて本文を訂正しておいた。(前頁の図参照)

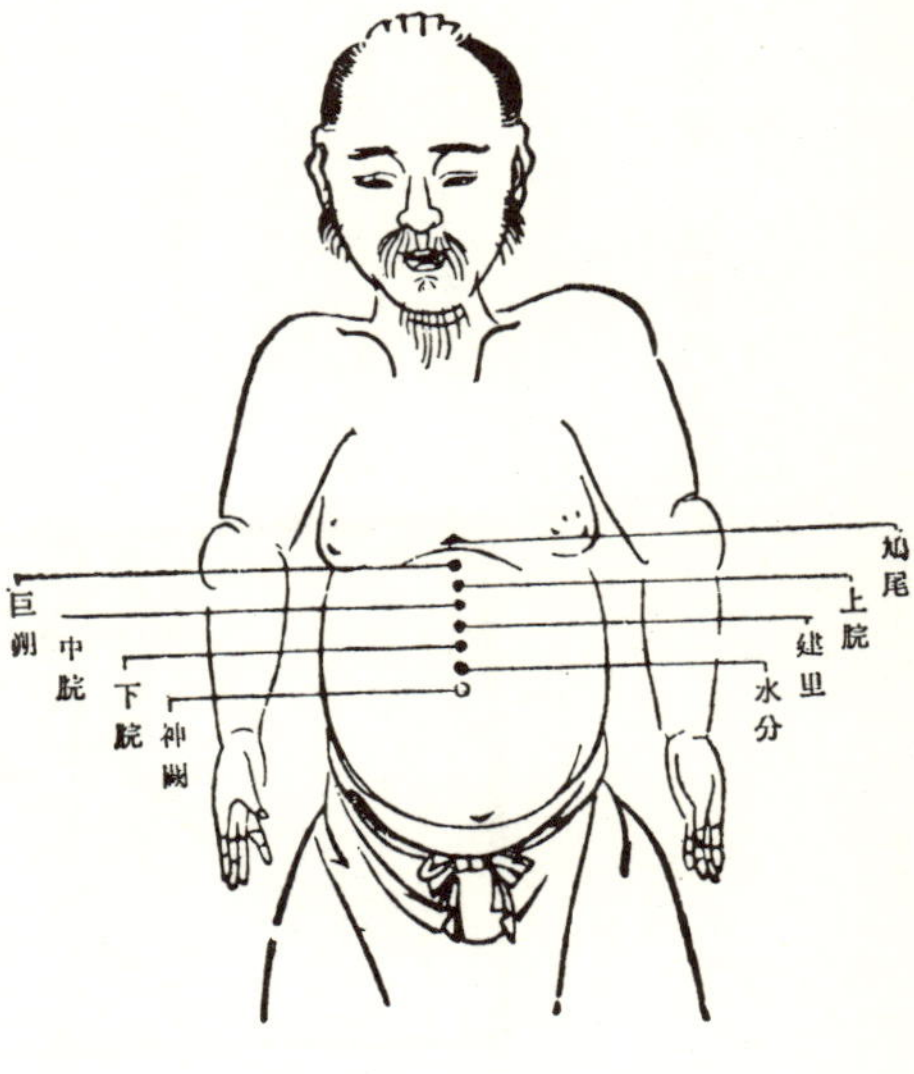

降気　第四術　**動脈大幹の衝逆を推降の術なり**

図の如く左手の拇指と食指とにて左右の天枢の穴を圧し、右手の拇指と食指とにて、不容、承満、梁門、関門、太乙、滑肉門と呼吸に循ひいて、天枢まで推下すること数次すべし。

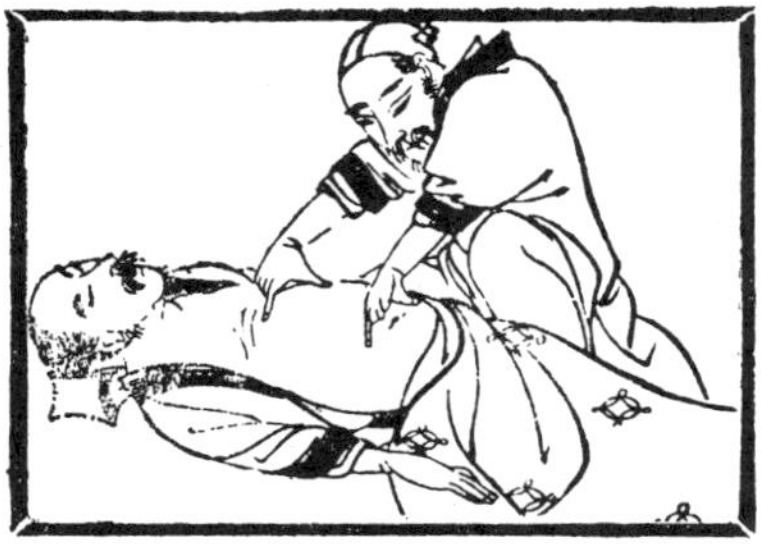
〔降気術〕

＊上図は、医者は病人の左側に坐し、左手の母指頭を示指頭とともに、左右の天枢①[25]の経穴に当て（中指、薬指、小指は屈め）右手の母指頭と示指頭とにて不容①[19]の経穴に当て（中指、薬指、小指は同様屈めて）施術している図。

訳者曰く、天枢①[25]不容①[19]承満①[20]梁門①[21]関門①[22]太乙①[23]滑肉門①[24]は何れも「足の陽明胃経」の経穴で任脈と側腹部の中間を下行し、胃経に属している。天枢①[35]は臍の左右二横指半位の所にあり、大腸兪◫[22]の募穴にも当っている重要な経穴である。（第十図参照）

現代指圧療法では、腹部治療法における掌圧法として下図の如く番号順に(1)胃袋、(2)小腸、(3)膀胱、(4)盲腸、(5)肝臓、(6)脾臓、(7)下行結腸、(8)S字状結腸、(9)直腸（膀胱同点）を

〔推 圧 点〕

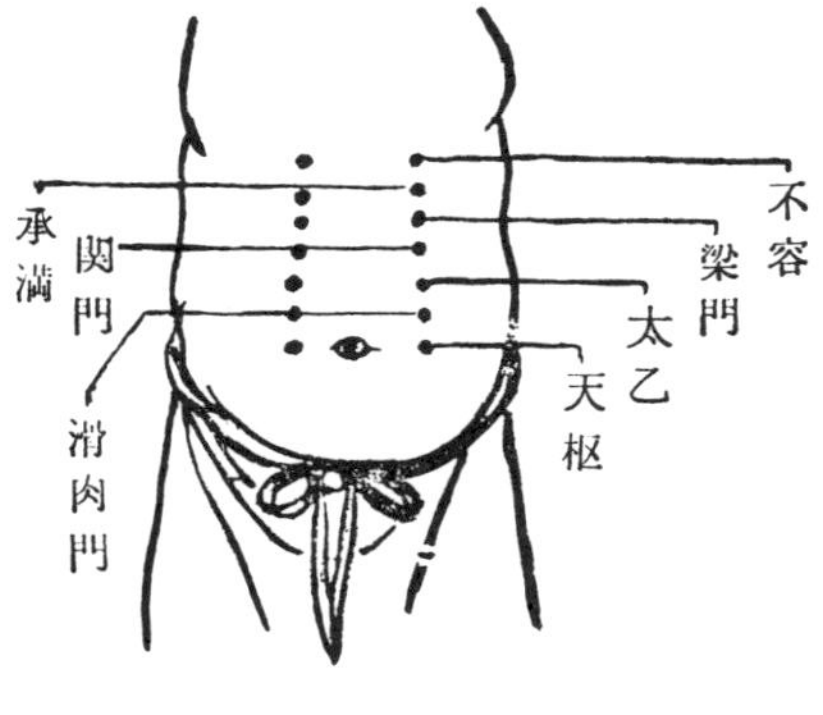

〔腹部掌圧順序〕

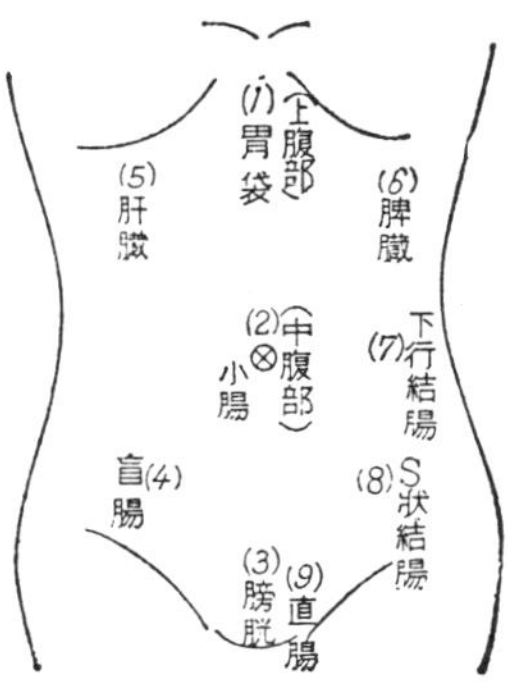

圧診及び掌圧し入念に治療を行なっている（詳しくは第二篇及び第三篇参照）

〈第十図〉

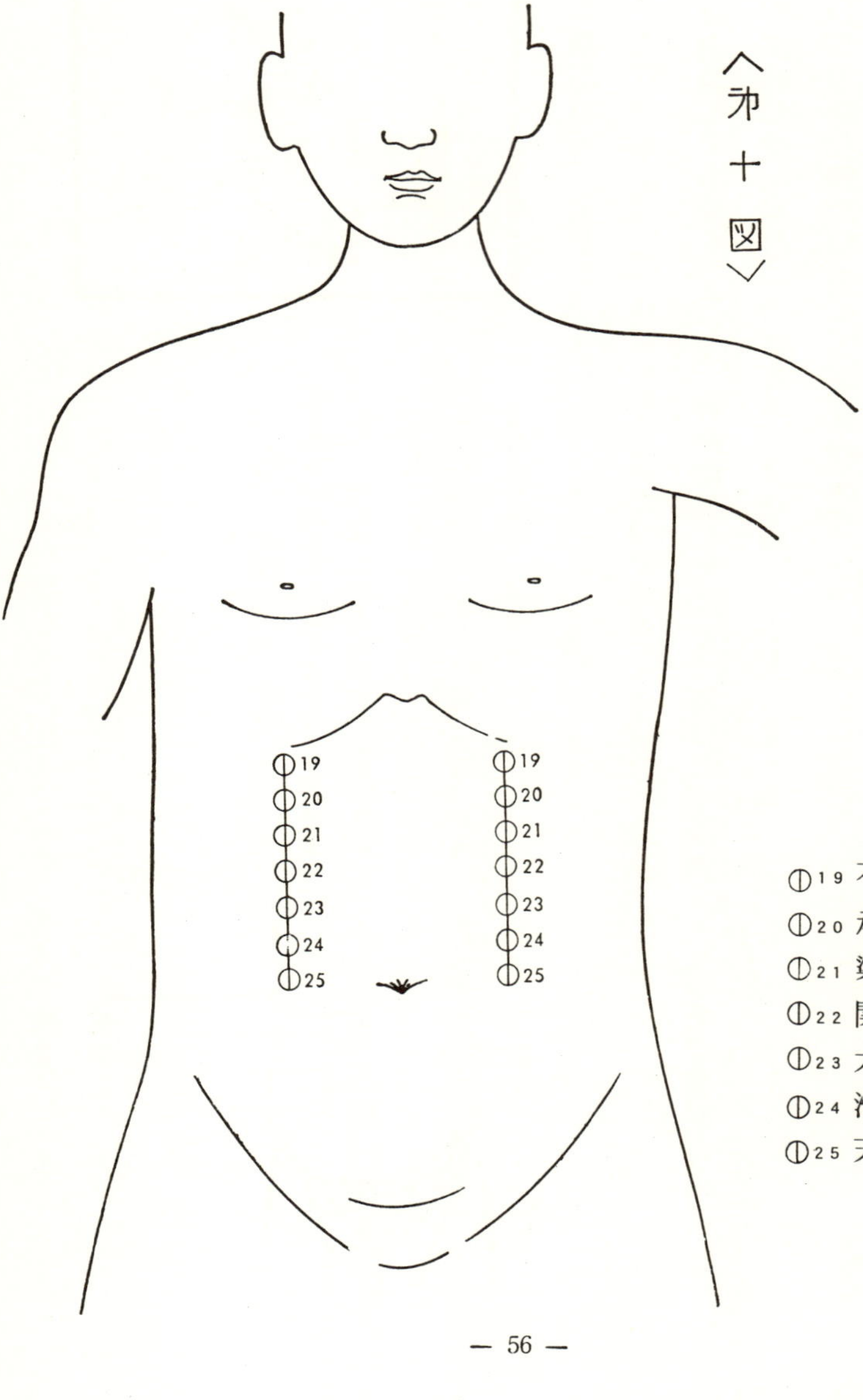

⦶19 不容
⦶20 承満
⦶21 梁門
⦶22 関門
⦶23 太乙
⦶24 滑肉門
⦶25 天枢

櫓盪　第五術

是は腹筋を動揺すること、舟人の楫を取るごときに形容するをいう

図の如く腹側の大筋に両手を撥《ひろ》げて、指頭は右腹側にかけ、両拇指頭は左腹側にかけ、両手均斉に動揺せしむる事、恰かも舟人の楫をとるが如くすべし。

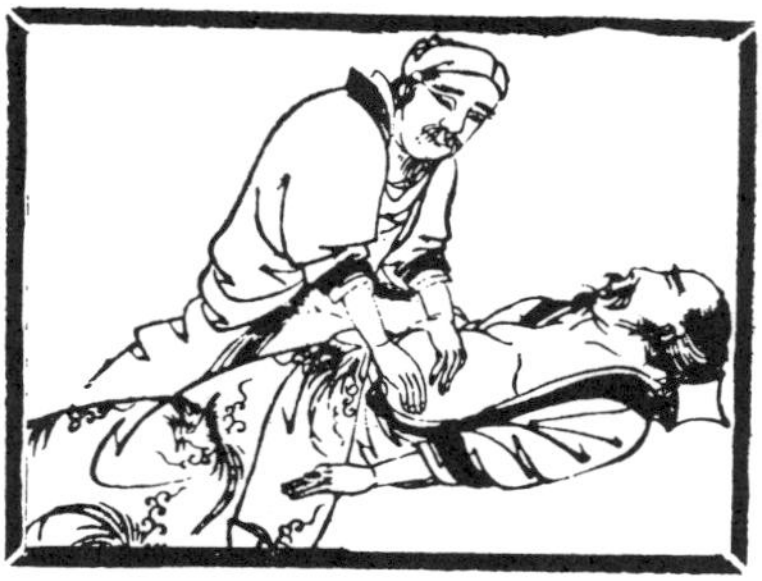

〔櫓盪術〕

*上図は医者が病人の右側に坐し両手の四指頭は左腹側にかけ、両母指頭は右腹側にかけている。説明文は医者が病人の左側に坐しての操作が記されている。

*下図は医者が病人の右側に坐し、右手掌を臍上に伏せ、左母指頭で水分[9]の経穴を圧し、右手掌を胸上に伏せ、右母指頭を上脘[13]に当てている。

〔鎮悸術〕

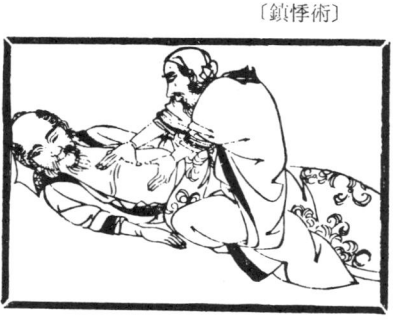

鎮悸　第六術

是は任脈すじの動悸を鎮圧する術なり

図の如く、左手掌を臍上に伏せ、左拇指頭も伏せて、水分の穴を推圧し、右手掌を胸上に伏せて、右の拇指頭を伏せて、上脘、中脘、建里、下脘と呼吸に応じて水分まで数次循下《なでくだ》すべし。

訳者曰く、水分●9は「任脈の経穴」で臍の上、一横指の所にある（第十一図）。上脘●13 中脘●12 建里●11 下脘●10 も任脈の経穴である。

〈第十一図〉

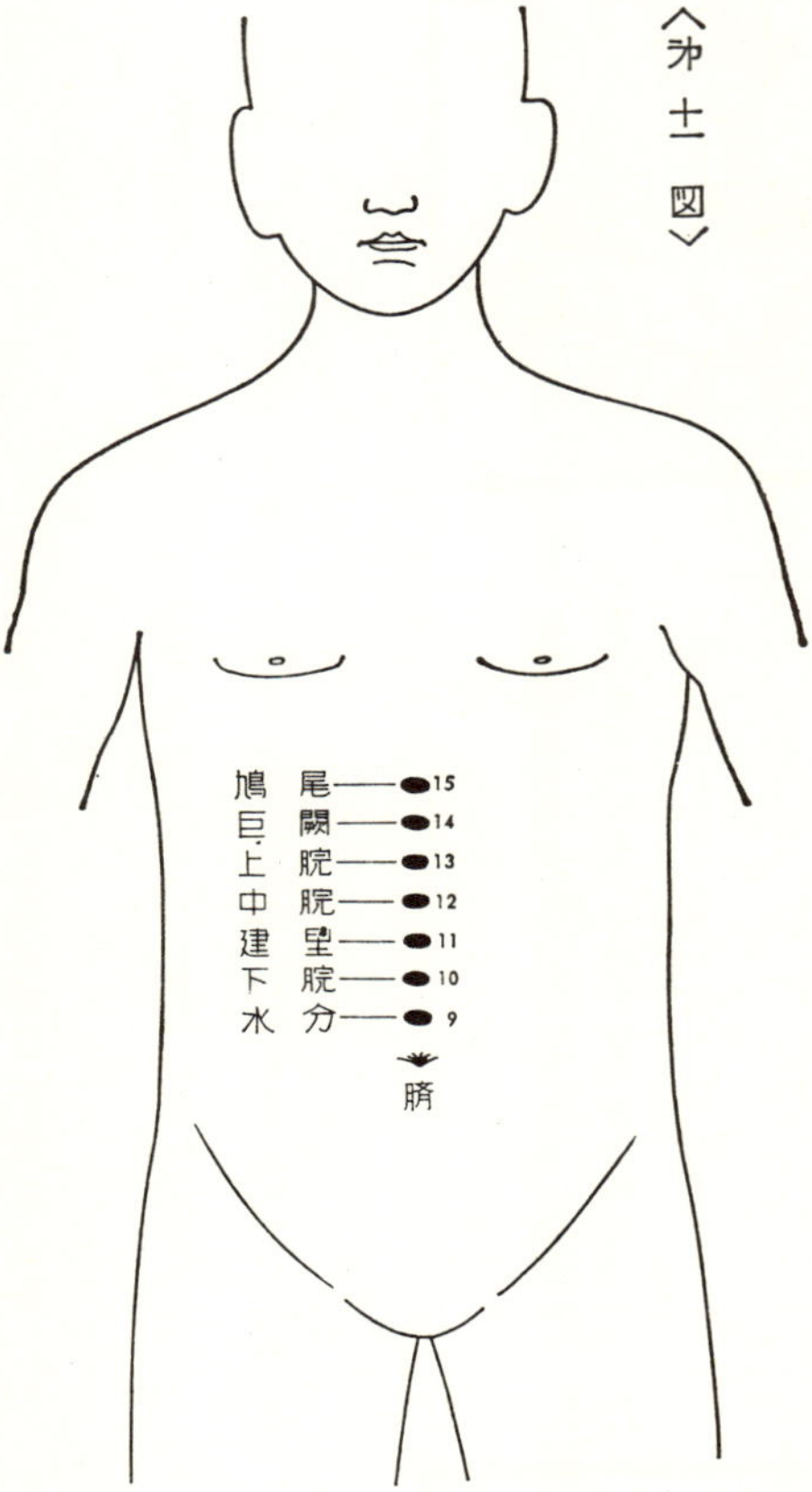

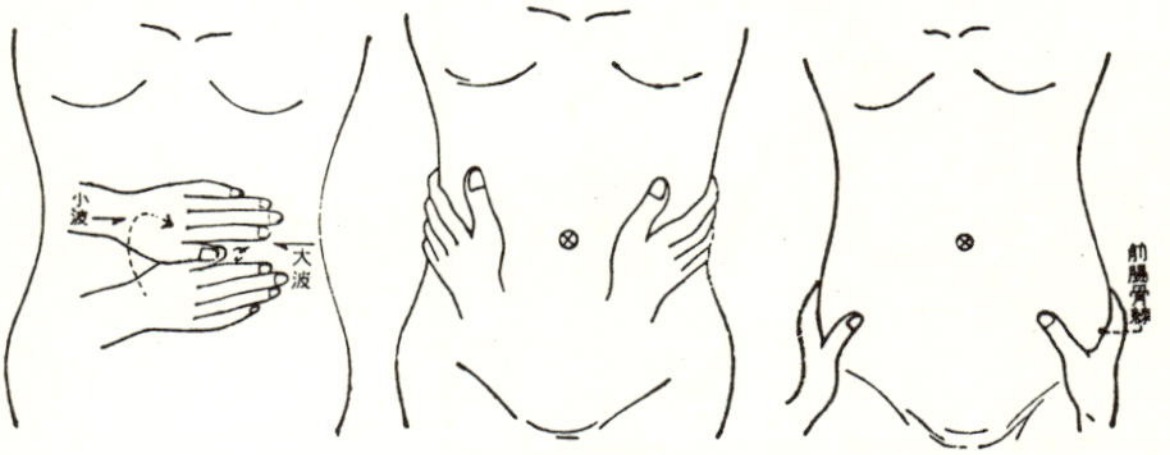

（現代指圧腹部調整法）

調胃　第七術　胃の府の歪斜せるを整して腸胃を調和す

図の如く、右手掌にすこし力をいれて、心下胃の府の上を良久《やや》しく推圧し、又左手掌にても右掌のごとくすべし。鉤腸と調胃は按腹緊要の手術、随分心を用いて丁寧に施こすべし。

訳者曰く、胃の府は中脘●[12] 即ち臍と剣状突起との中間で、胃兪□[19]の募穴に当たる所で「胃の主治穴」として古来より重要視してきた経穴である。

＊下図は、医者が病人の左側に坐し、左手を左膝に当て、右手掌を中脘●[12]に当てて施術している図。

＊上図は、医者が病人の右側に坐し腰を挙げ、右手は病人の左腹より左手は病人の右腹側より深く背部に当てて施術している図。

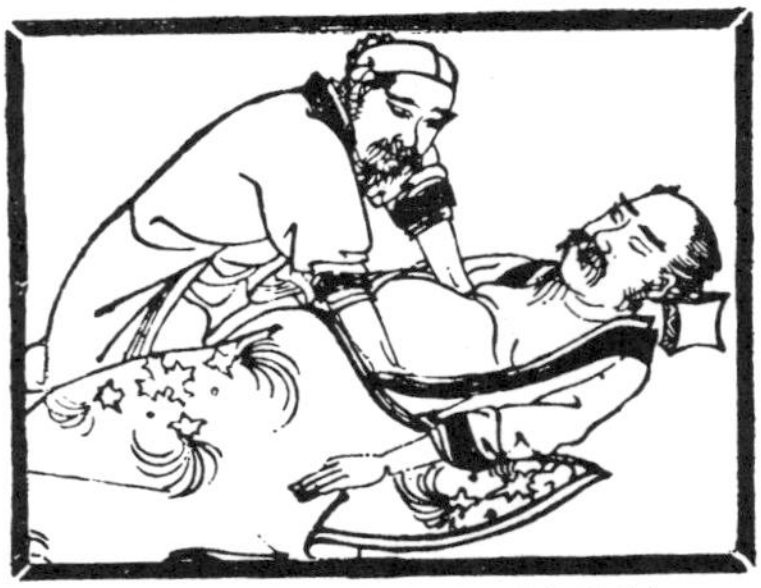

〔達神術〕

〔調胃術〕

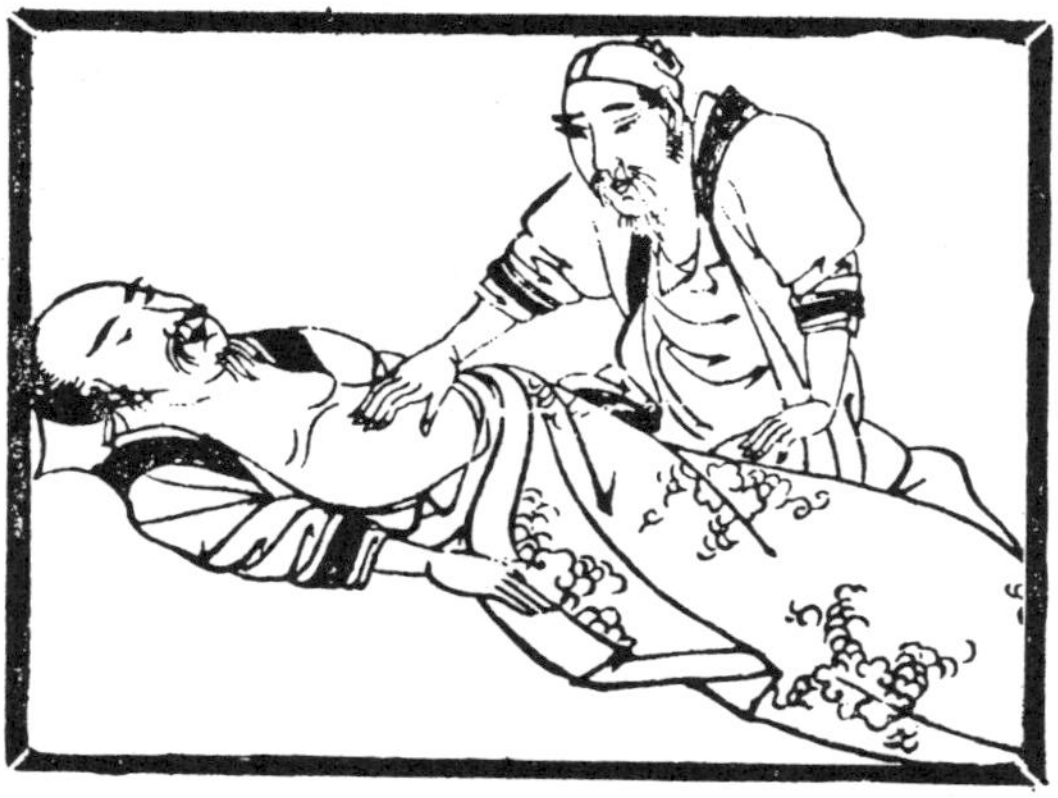

達神　第八術

頭脳より流下する神経の脊膂に凝滞するを発達せしむるなり

図の如く医身を起し、病人の面《おもて》に向ひ、両手を脊膂（せなか）へまはし、肩胛骨端より脊椎六、七、八、九、十、一、二、三、四椎と其の両旁の二行通り、三行通りの大筋、凝結、攣急等を手のおよぶほど解釈すべし、また身を起し、病人の足の方に向ひ、同じく左右の指頭にて十椎辺より痞根、腰眼、環跳、八髎、二行通り、三行通り、および腰臀の大肉、大筋手のおよぶ程解釈すべし。

訳者曰く、脊椎六は第六胸椎の相当すると考えられる（第一図参照）。脊椎の正中線は督脈が通っている。神道○10 霊台○9 至陽○8 筋縮○7 脊中○6 懸枢○5 命門○4 の経穴がある。その両旁の二行通り、三行通りは足の太陽膀胱経第二行、第三行を指しているものである。

十椎は第十胸椎に当り、筋縮○7 の経穴のある所である。痞根は胆経の維道△28 附近即ち横腹筋のある横腹を指しているものと考えられる。腰眼は膀胱経に属する奇穴で、第四、第五腰椎間の両旁約三・五横指の所に当たる（第一図○3 の左右の□奇）

環跳△30 は大転子の直上にあり、八髎は左右の上髎、次髎、中髎、下髎で、第一、第二、

第三、第四の後仙骨孔の部位にある。（前頁上図・第一図参照）

参差《しんし》 第九術　**腹肚を安排し、手を動揺すること参差（すじかひ）たるなり**

図の如く、初めの如く坐し、左右の指を十分撒《ひろ》げ伸ばし、八指頭は右腹側にかけ両、拇指頭は左腹側にかけ、相いたがひに斜《すじかひ》に動揺せしむるなり。

＊上図は、医者が病人の右側に坐し、左右の指を十分広げ伸ばし、八指頭は左腹側に両母指頭は右腹側に当てている図。（但し本文は医者が病人の左側に坐した場合を説明している）

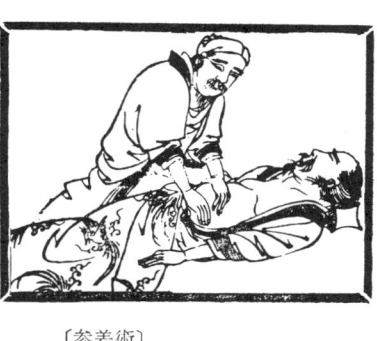

〔参差術〕

＊下図は、医者が病人の左側に坐して病人の頭部に向い、右手掌を胸部に左手掌を腹部に当てている図。

〔升降術〕

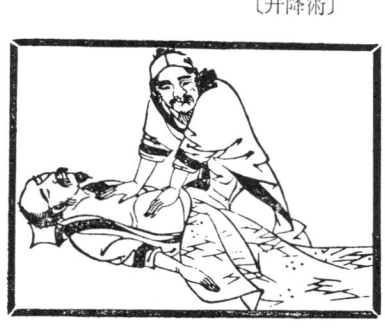

升降《しょうこう》 第十術　**動静二脈幹を一升一降調利せしむるなり**

図のごとく、医者身を起こし、病人の首《かしら》に向ひ、左右の手掌を並べて、上欠盆骨端より、下幽門まで両手掌にて、重からず、軽からず、劇しからず、慢《ゆる》からず、一升一降することと数次すべし。

訳者曰く、本法は浪越式指圧では「大波小波の腹部調整法」として行なっている。(五八頁下図及び後篇の腹部治療法参照)

〔下図は「利水術」の経穴を示す〕

〈第十二図〉

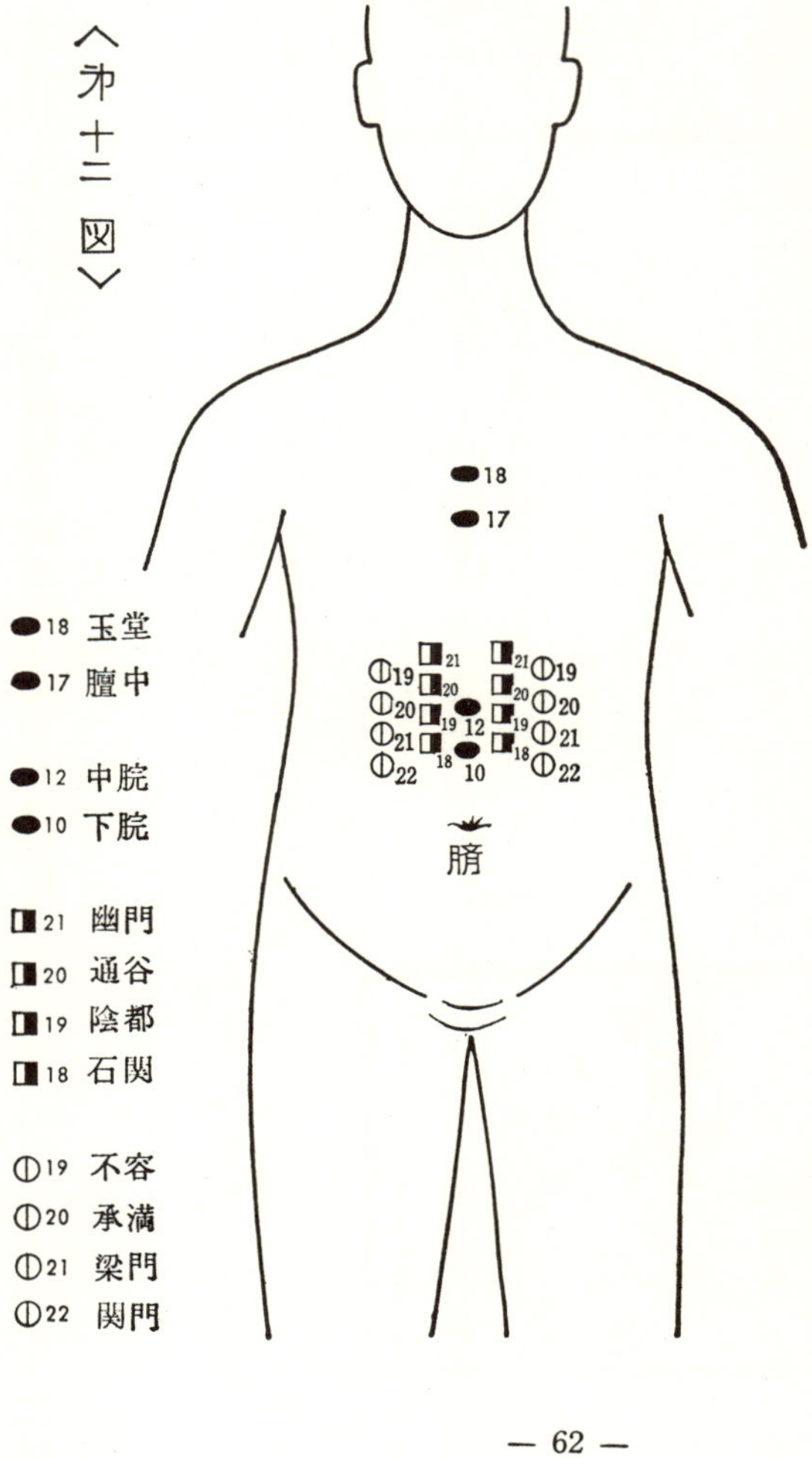

利水《りすい》　第十一術　**心下停滞の留飲を分利するなり**

図の如く、両拇指を伏せて、不容、承満、梁門、関門、幽門、通谷、陰都、石関を軽軽と、敏捷に推圧すること数次すべし。其の後玉堂、膻中より中脘、下脘迄軽く循下すること数次すれば、留飲雷鳴して下行するなり。

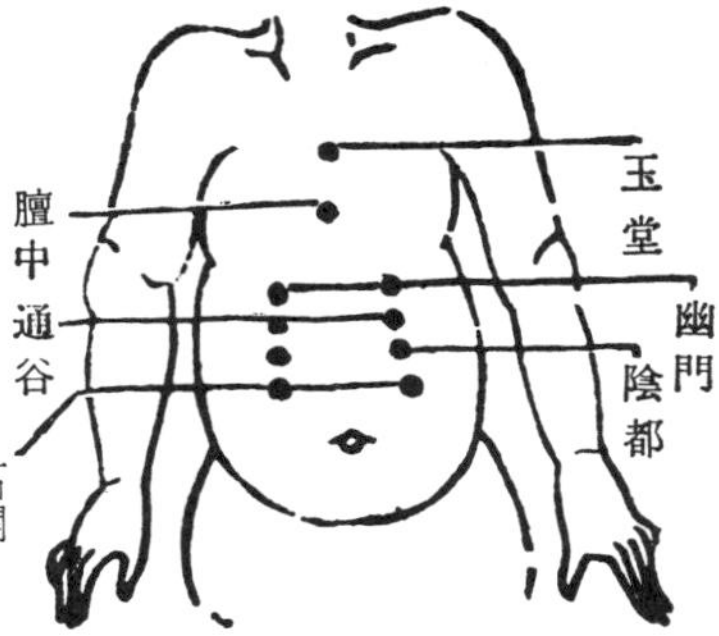

〔推圧点〕

＊下図は、医者が病人の左側に坐し、頭部に向かい両母指を左右の不容①[19]の経穴に当て、四指頭は腹側に当てて施術している図。

〔利水術〕

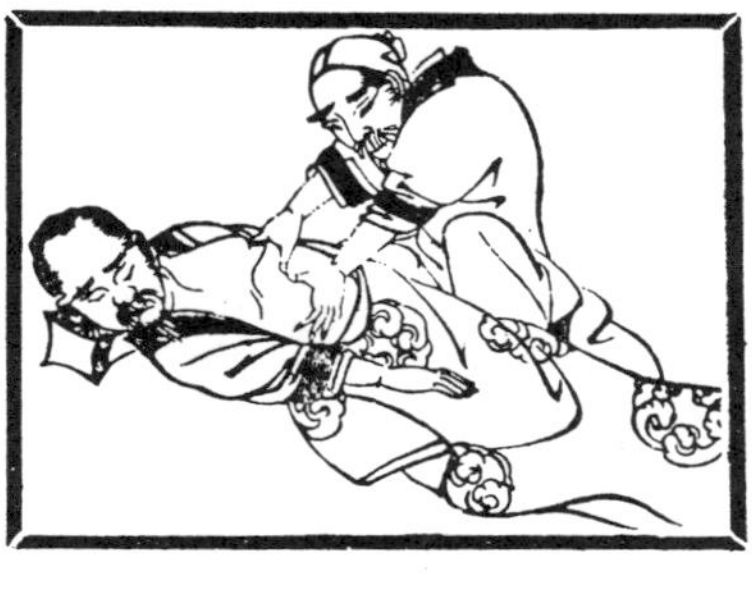

収斂《しゅうれん》　第十二術　**精神を気海に収斂せしむるなり**

図のごとく、両指頭を用ひて少し力を加へ、ひたと肌《はだ》に添へて脊椎より肋骨を一肋一肋と胸中へなであげ、また脊椎より腹へ数次循拊してかきあげ、腹中へ気を聚むる心にすべし。

訳者曰く、本法は浪越式指圧療法における腹部調整法とほぼ同様操作である。

*上図は医者が病人の右側に坐し右手掌は中脘に、左手掌は臍上左にあてて施術している図。（但し本文は、医者が病人の左側に坐した場合を説明している）

*下図は医者が病人の左側に坐して頭部に向かい、左手は病人の右胸側に、右手は左胸側に当てている図。

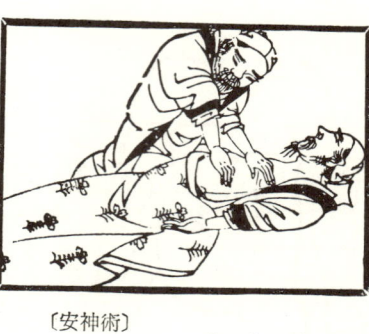

〔安神術〕

〔収斂術〕

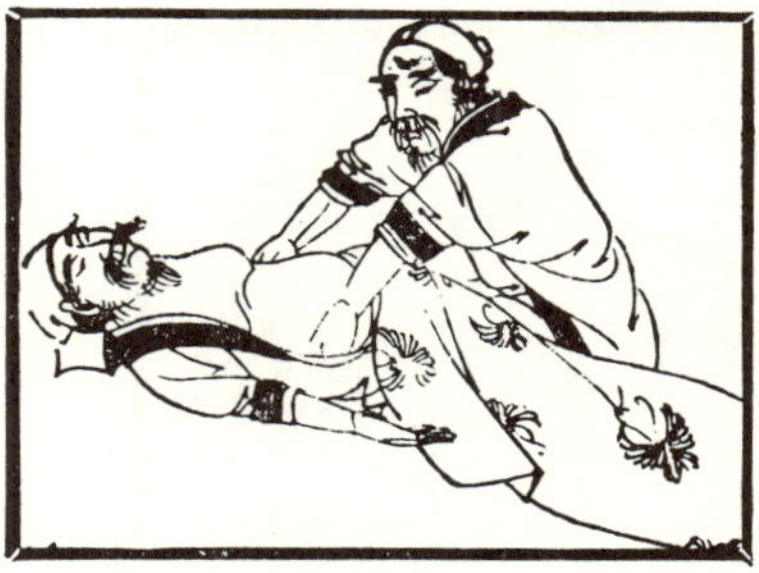

安神《あんしん》　第十三術

是は心魂を本位に安住せしむるなり

図の如く、医者最初のごとく坐し、左手掌は臍上に安住《とどめ》、右手掌にて天突より中脘まで軽々と推循し、推圧の心をもちて手を徐《しづ》かに引くべし。

訳者曰く、以上述べた「家法按腹十三術図解」は、それぞれの手法に変化の富んだものであるが、現在私共が行なっている指圧療法の「胸腹部指圧」に類似している点が少くなくない。原文を熟読玩味のうえ、後篇の「指圧篇」並びに「応病治療篇」と対照して研究されたい。

〔下図は「安神術」の経穴を示す〕

〈第十三図〉

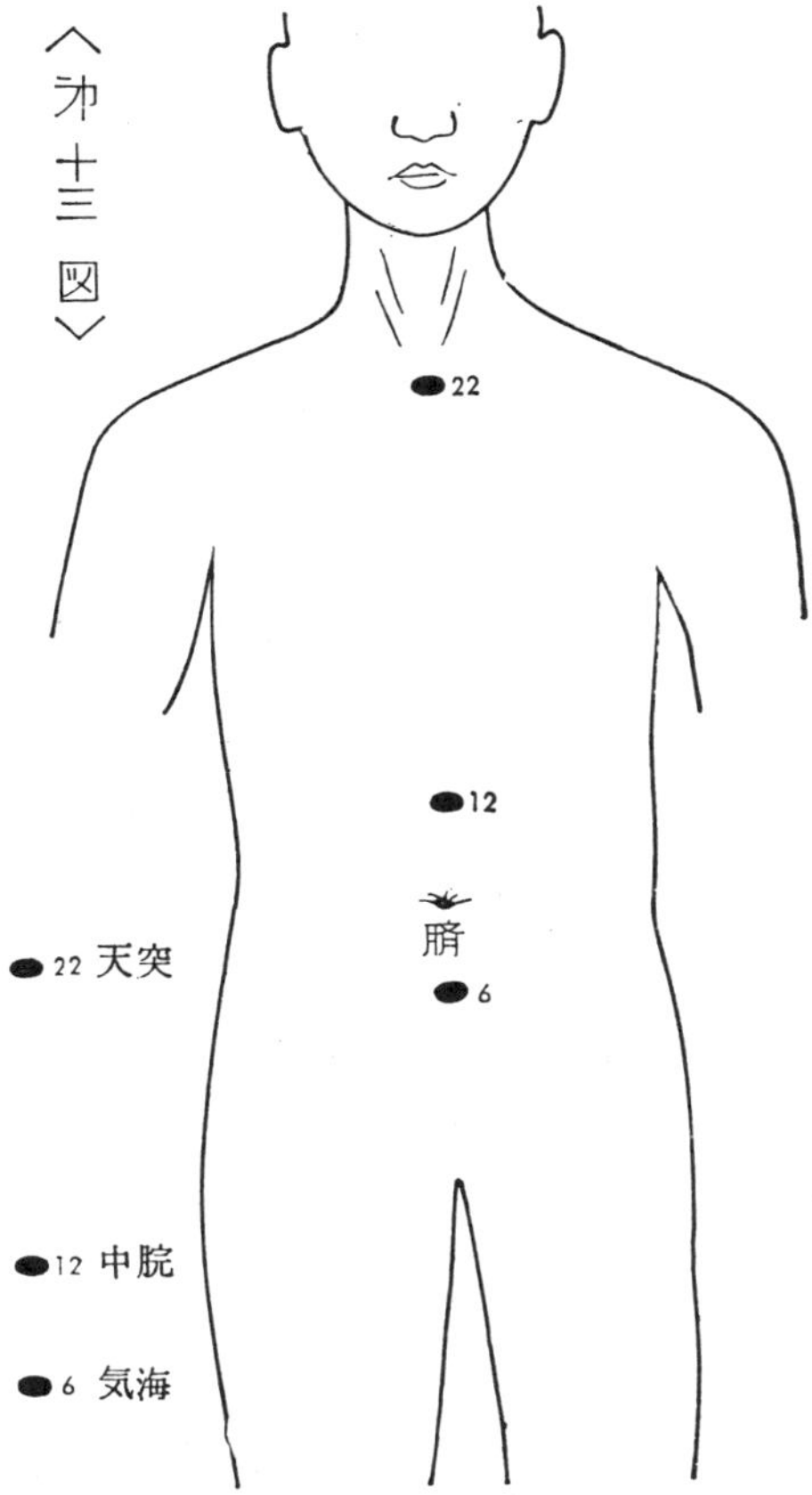

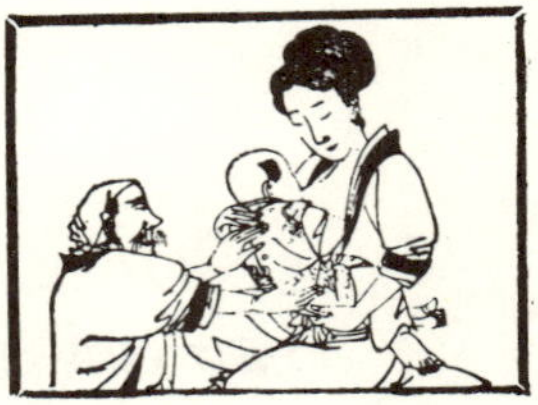
〔小児按腹の図〕

十、小児に対する指圧と『小児按腹図解』

元来小児は、身体の組織が至って柔軟であり、しかも弾力があるから、ちょっと倒れたり、二階の階段から転げ落ちても、案外怪我をしないものである。

ところが小児も病気に罹ると、肩や背中、腰等の筋肉が硬結して、苦痛を訴える。しかし一般に世間の人は、小児は肩が凝らないものと思いこんでいるから、こういう症状に対して理解が少ない。

小児でも、内臓その他諸器官に違和が起こり、異常を呈した場合には、内臓運動反射或は内臓知覚反射として、肩が凝り、腰が張り、或は手足の節々が痛んでくる。

こういうときに、全身指圧を極めて静かに、丁寧に施してやるとよい。小児は大人よりも自然癒能力をよく喚起して、治療を促進する。大人にくらべて、より速く素晴らしい効き目が現われるものである。

大田晋齋はこれを『小児按腹図解』の中で次のように教えている。

『小児按腹図解』の原文

小児は臓腑薄《うす》脆く、肌肉濡弱《やはらか》に、筋骨はまだ堅固《かた》からずして、夜に日に生長するものなれば、細小の外邪にも、乳食にも触動し易し。

喩《たと》へば数丈の松樹も始生《はじめ》、嫩葉《ふたば》より二三尺までは太甚《はなはだ》、生育《そだち》難く、既に三四尺にもなれば、暴《あ》らき雨風にも、少しの外物に与へられても各別の傷みとならざるが如し。兎角幼少の間に意《こころ》を注《つ》けて生育の道を尽すべきことなり。平生無病たりとも常に按腹するときは、乳食滞らず、二便よく通じ、心気たしかに成り、物に驚《おどろ》動かず、疱瘡、麻疹軽く、五疳、癖疾、急慢驚風等の病不発《かからず》、健康に生長するものなり、若し微恙《すこしやまひ》にても有るときは、怠慢なく療治すべし。兎角小児は服薬を嫌悪《きらう》ものにて、強て用ゆるも僅にて功を奏し難し。唯々手術の速効有るに如かず。大概幼児の病は、服薬せずとも按腹にて大方治するものなり。殊に吐乳、瀉利、急驚風、慢驚風、走馬疳、丹毒のごときは、此の手術にあらざれば決して救ひ難し。屢々試みて屢々功を見るなり。

小児の療術は大人と小異なり。図の如く側臥せしむるか、又は人に横に抱かしめて、大椎、身柱の辺より、腰椎まで、又二行、三行通りをいかにも徐《しず》かに摩撫し、腰眼、環跳を解釈し、臀尻、外股、内股、腓腸、跟骨よく摩撫し、両手足の五指頭、足心、手心までとくと調摩し、又転外せしむるか、抱きしめて又左の如く療し、また大椎より数次調摩し、両痞根の穴を須臾《しばらく》推《お》圧し、扨て徐かに手を引くべし。それより按腹の術に入るべし。

図の如く仰臥せしめ、胸膈《むね》を軽く調摩し、さて左右の肩髃、肘臂《ひじ》、腕、手背、手心、五指頭まで摩解し、腰より以下内股、外股、膝臏《ひざがしら》、内脛《うちはぎ》、外脛、内踝、外踝、足面《あしのうら》、足心、五指頭まで残らず摩解調摩し、扨て左手をもって拇指頭を左の章門の穴に承抵し、食指を中脘にあて、無名指を右の衝門に承抵し、良久《やや》しく推圧し、また右手の四指を右の腹側にかけ、右の拇指を左の腹側にかけ、大人鉤腸又櫓盪の心持ちにて療すべし。小児は其の腹、挾少なれば、手数は用ひ難し。大概此の二術にて治するなり。

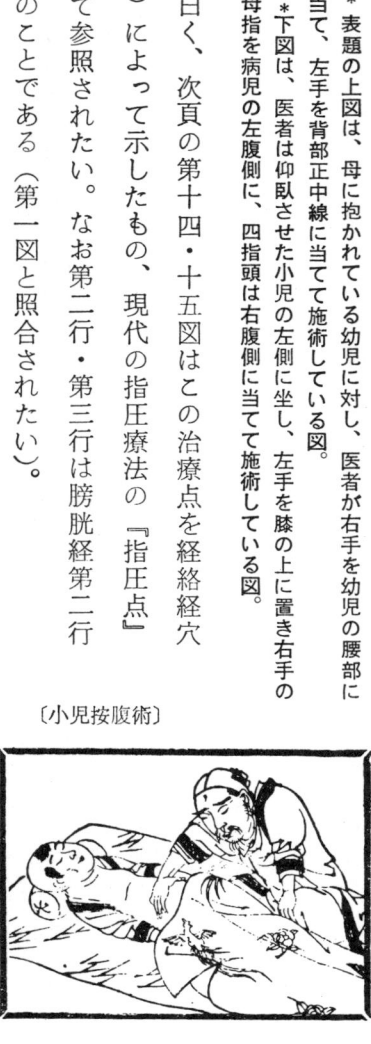

＊表題の上図は、母に抱かれている幼児に対し、医者が右手を幼児の腰部に当て、左手を背部正中線に当てて施術している図。

＊下図は、医者は仰臥させた小児の左側に坐し、左手を膝の上に置き右手の母指を病児の左腹側に、四指頭は右腹側に当てて施術している図。

訳者曰く、次頁の第十四・十五図はこの治療点を経絡経穴（ツボ）によって示したもの、現代の指圧療法の『指圧点』と併せて参照されたい。なお第二行・第三行は膀胱経第二行第三行のことである（第一図と照合されたい）。

〔小児按腹術〕

〈第十五図〉

〈第十四図〉

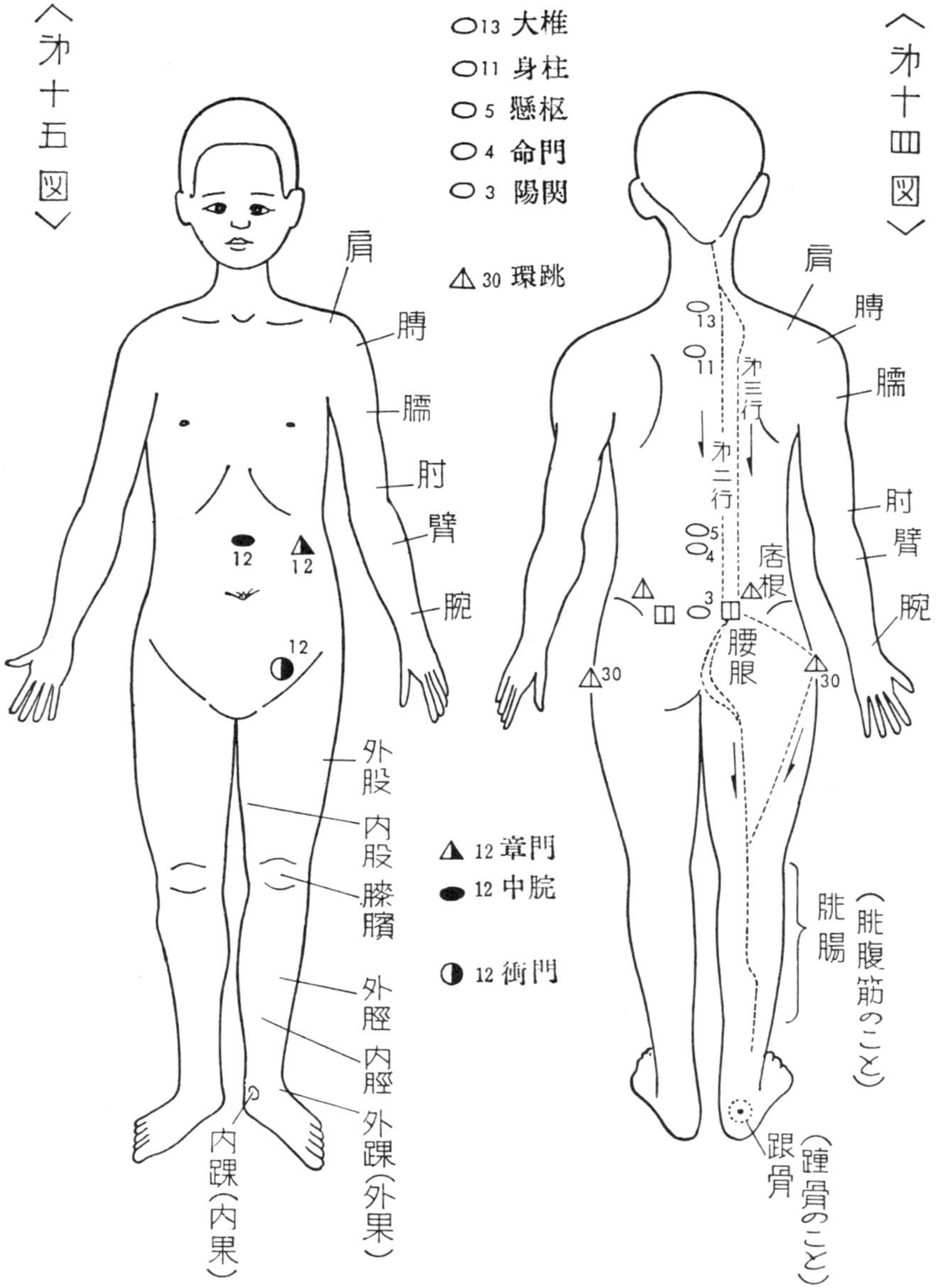
13 大椎
11 身柱
5 懸枢
4 命門
3 陽関
30 環跳
肩
髆
臑
肘
臂
腕
12
12
12
外股
内股
膝臏
外脛
内脛
内踝(内果)
外踝(外果)
12 章門
12 中脘
12 衝門
13
11
第三行
第二行
5
4
3
踞根
腰眼
30
30
腓腸
(腓腹筋のこと)
跟骨
(踵骨のこと)

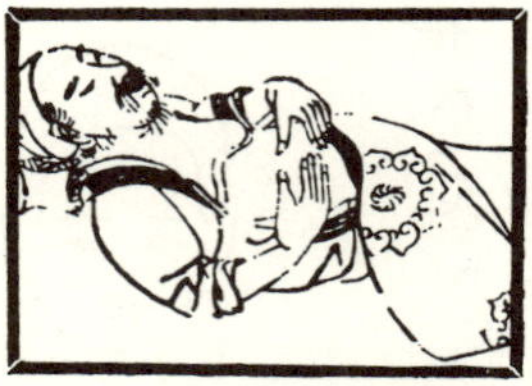

〔自行按腹法の図〕

十一、自己指圧療法と『自行按腹図解』

指圧療法は、優れた指圧師によって施術してもらうのが最も効果的ではあるが、種々な環境、即ち仕事や場所、時間等の関係で指圧療法を受けることのできない人びとも数多いことであろうと思う。

そこで、こうしたときに〝自己指圧〟を行なって、頸の硬結や肩凝り、腰痛等を緩和して、自然癒能力を喚起すれば、過労を除き、慢性の胃腸疾患や動脈硬化等の治癒に寄与する処が少なくないので、ぜひこれを試みていただきたいと思う。（自己指圧については、医学博士栗山三郎先生著「指圧療法と生理学」に図解入りで解説されているから参照されたい）。

自己指圧はふつう手の届くところなら誰でも実行できる。その方法は後述するが、腹部では『の』字の指圧が最も効果的である。また脊椎のような手のまわらないところは簡単な器具使用で行なうことができるが、また最近は種々の指圧代用器が普及されるに至った。これは主として、仰臥の姿勢をとり、後頸部や背部の適当な場所に器具を当てて適宜体圧を加え、肩や背部、腰部の硬結を緩解することによって苦痛を除き、健康維持増進を図ろうとするもので、原理はまったく脊椎の指圧と同じである（第十六図参照）。

さて大田晋齋はこれをその著書按腹図解の中で、『自行按腹図解』として詳しく説明し自己指圧の必要性を強調しているから、次にこれを紹介しよう。

『自行按腹図解』の原文

平生暇あるときは、自身随意《こころまかせ》に此の術を行ふも太甚《はなはだ》よろし。更に人に作《な》さしむるに異なる事なし。然れども臨臥《ねしな》のとき、或は平旦《よあけ》などは殊によろし。平素主人勤めなどの人、或は読書、勤学の人、或は労役過多の人、或は優游安逸の人、唱歌、謡曲、浄瑠璃など嗜《たしな》む人、大酒大食する人、魚肉を嗜《たしな》む人、持斉《しょうじん》の人、工道など職業に根気をつめる人、貪淫《どんいん》の人、昼夜脆坐する人、思慮工夫を凝らす人、みなこれ元気溜滞し易し。又は娼婦次郎《やろう》などは非理なる勤めを致すものなれば、別して気血常道を失ひて、病患生じ易し。常に此術を自脩して、病患を未発前に防ぐべし。

図の如く仰臥し、まづ心を鎮め、津液《つばき》を嚥下し、呼吸を斉《ひと》しうし、まづ胸の上より臍上まで、左右の掌にて循捫し、さて面部を洗浴する如く摩撫し、両耳の前、後骨、眉

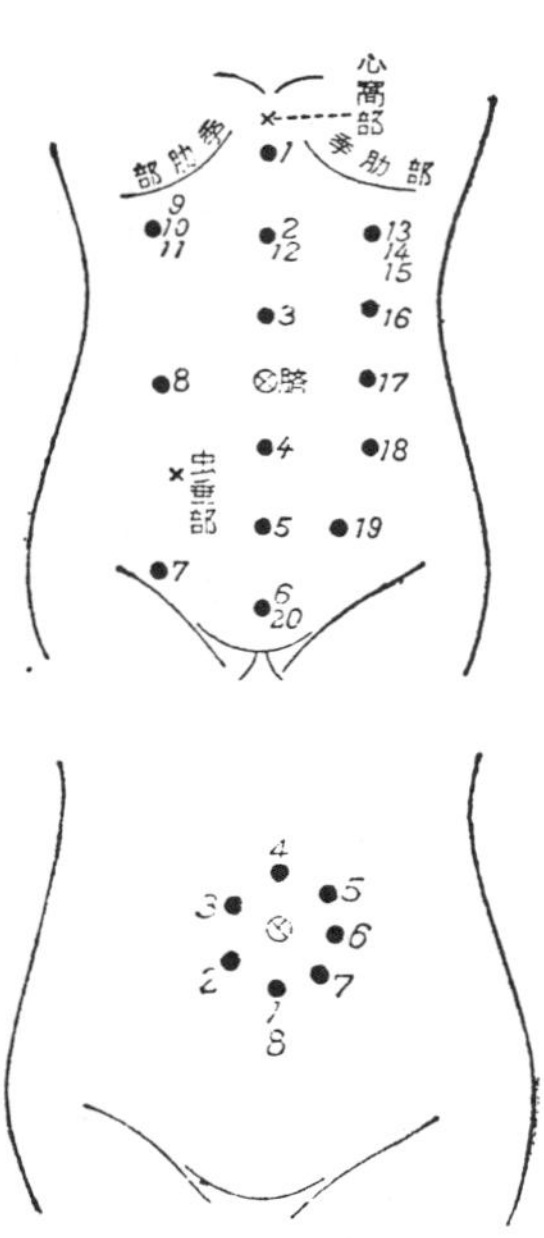

〈腹部指圧点〉番号順に「の」の字の自己指圧を行う

〈第十六図〉

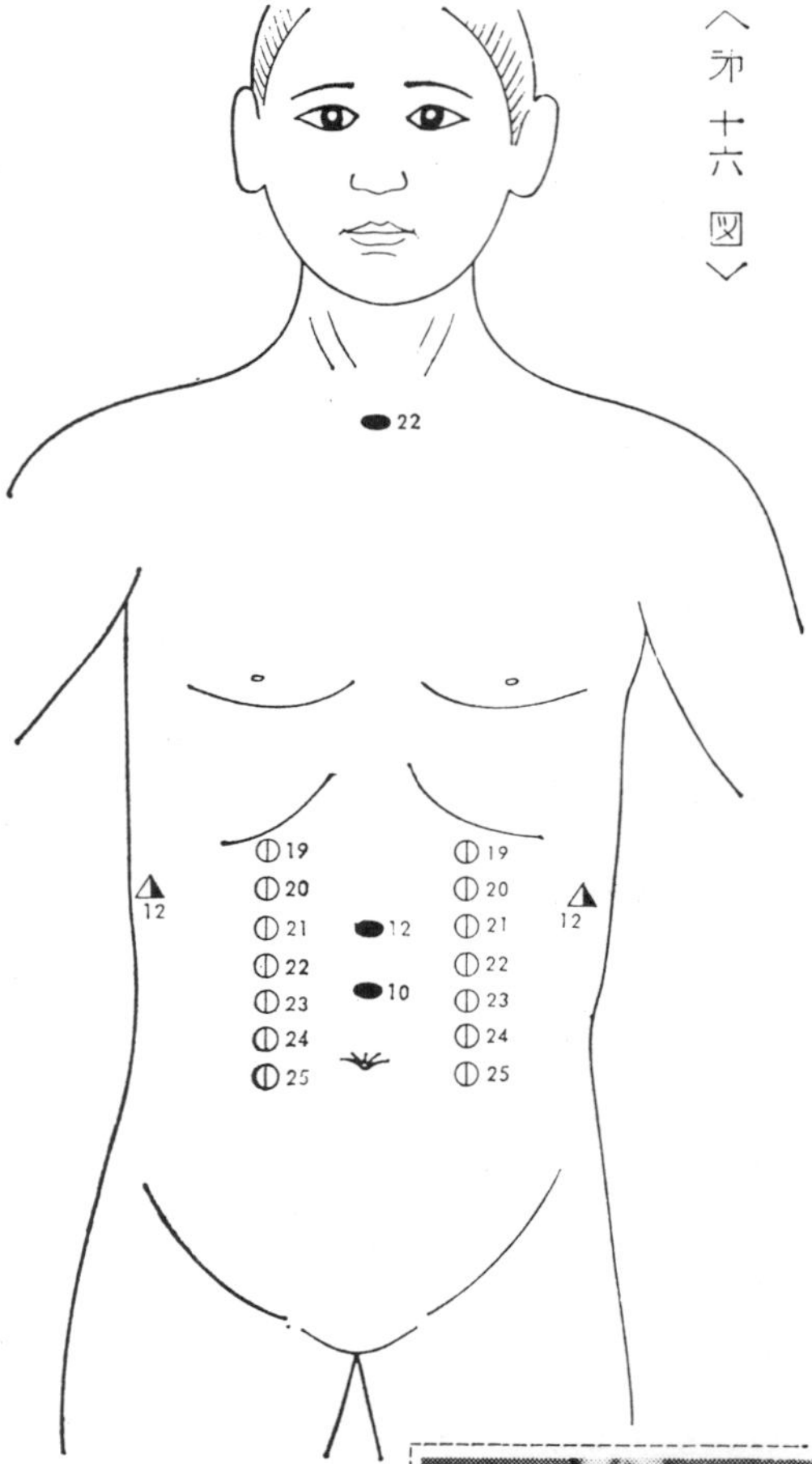

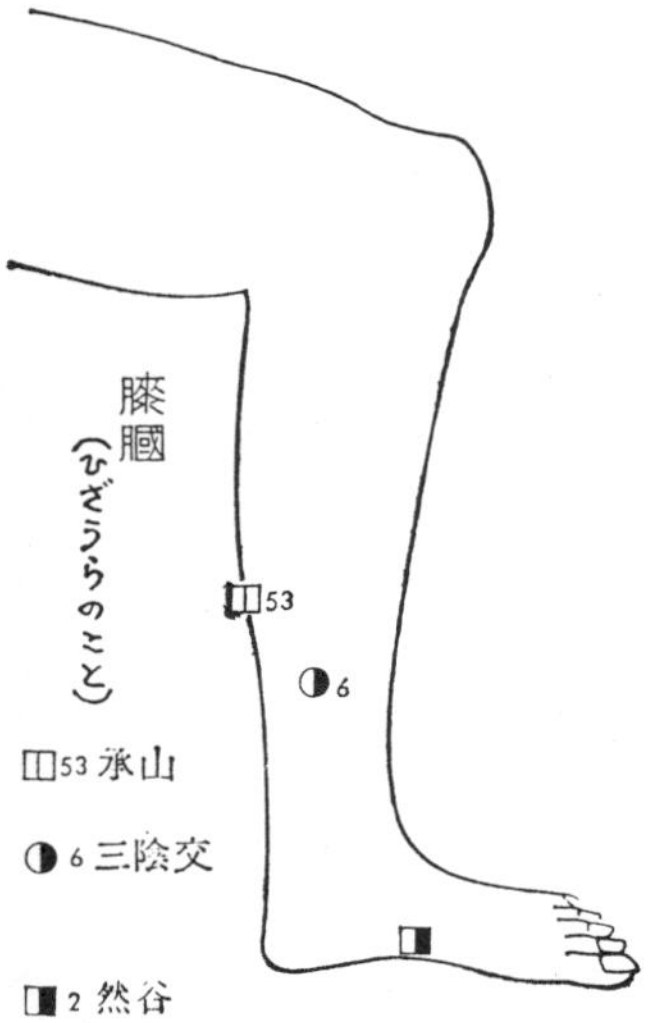

◫53 承山

◑6 三陰交

◧2 然谷

●22 天突

●12 中脘

●10 下脘

▲12 章門

◐19 不容
◐20 承満
◐21 梁門
◐22 関門
◐23 太乙
◐24 滑肉門
◐25 天枢

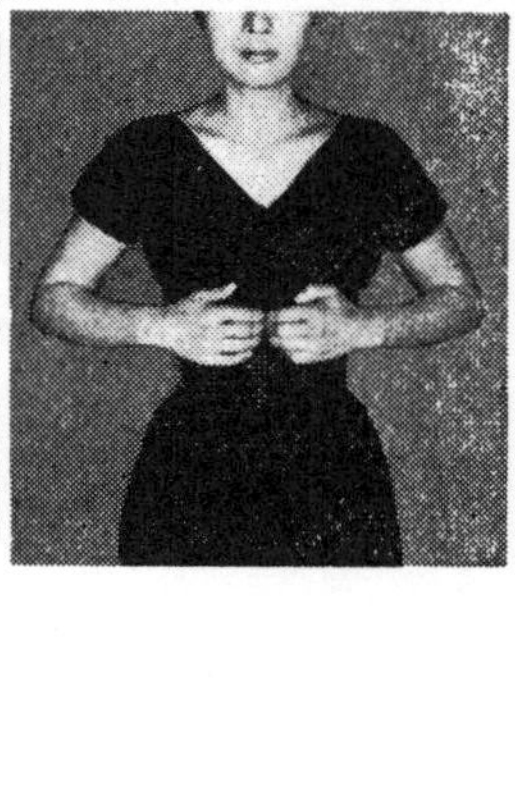

稜骨、鼻柱を動揺し、さて両手掌にて須臾《しばらく》両耳《みみ》竅《のあな》を塞ぎ、また両手掌にて両眼を推圧し、鼻準《はなのわき》を強く撮みて　暫く鼻息を息め、夫より頭頸より肩胛《かた》　臑《かひな》肘臂《ひぢ》、腕、手背、手掌悉く解釈し、扨て左右の手を背《せなか》、腰へ回し、手の及ぶ程、脊椎、背腰の大筋を解釈し、又腰臀、外股、内股膝臏《ひざがしら》、膝膕、委中、承山、外脛三里、内脛三陰交、絶骨、跟骨、脚面、湧泉、然谷、五指、爪《つめ》甲《ぎわ》細かに解釈し、調摩し、胸肋を左右に分排する事数次、心下を左右に分排し、両章門を推圧し、両腹側を拘引し、不容より天枢まで推し下し、心下胃府の上を良《やや》久しく推圧し、また天突辺より中脘、下脘辺まで軽々《かろかろ》摩撫循下して手を収むべし。

〔自行按腹の図〕

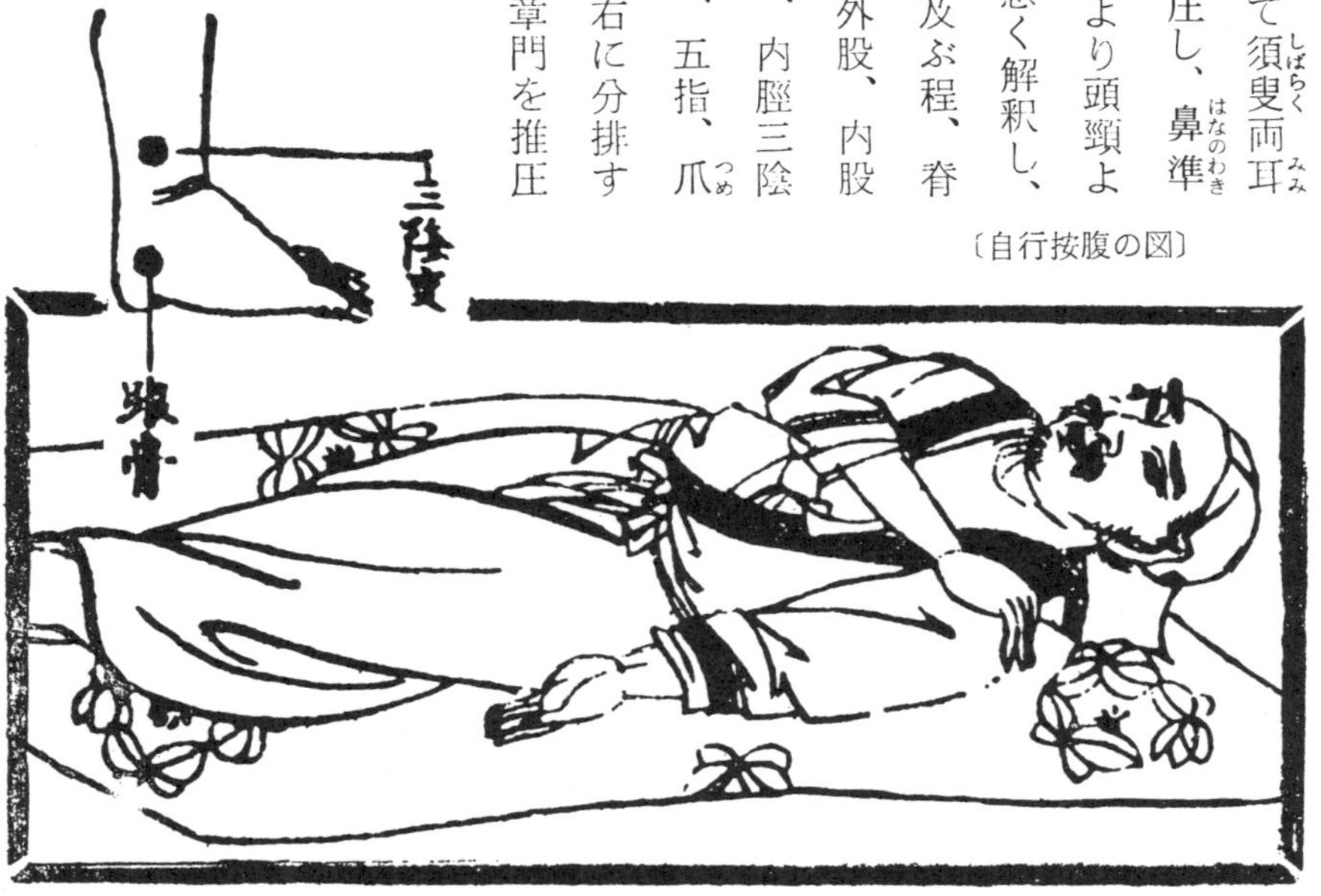

*前頁図は、自ら仰臥して右手掌にて左肩を施術している「自行按腹」の一態（裏題上のカットは同様「腹部自行按腹」の図）

訳者曰く、大田晋齋の『按腹図解』における「自行按腹」と経絡経穴、及び現代指圧療法との関連については、前頁の第十六図を参照のうえ研究されたい。

孕婦按腹図解（口絵参照）

乳汁不下療術図解（口絵参照）

側人療術図解（口絵参照）

導引三術・収神術（省略）

（第一篇了）

第二篇

指圧療法の基本と応用

一、指圧の基本型

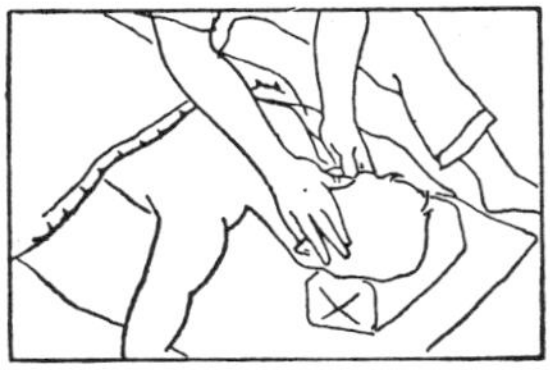

〔母指指圧八の字圧型〕

柔道にしても剣道にしても、或は舞踊等にしても、技能を修得し錬達するためには基本の修練に励むことが第一であるように、指圧療法においても『基本の指圧療法』をおろそかにして、応用のみに走ると、治療効果を充分発揮することができない。故に、基本操作はあくまでも崩すことのないよう心掛けて、応用は、病状に即して適宜加えていくことが望ましいのである。

現行一般に行なわれている指圧療法には種々の型があるようであるが、私共の行なっている指圧療法の基本型は、指圧道の大家である厚生大臣認定日本指圧学校校長浪越徳治郎先生が多年の体験と研鑽の結果案出したものであって、東洋医学の根幹である経絡経穴に重点を置き、十四経即ち手の三陰三陽である肺・心・心包・大腸・小腸・三焦の各経、足の三陰三陽である脾・腎・肝・胃・膀胱・胆の各経と任脈・督脈を余す所なく圧すとともに、各経に属する六百五十七の経穴の中で著明なものはほとんど推《お》しているといっても過言ではないのである。しかも術者の姿勢態度や、被術者の姿勢等についても充分配慮をせられ、無理のない合理的な操法であることを確信する次第であるから、この基本操作を充分に修得せられんことをお願いしたい。

なおこの基本型の操作については、医学博士栗山三郎先生著『指圧療法と生理学』中の指圧方法及び順序の項に、また医学博士加藤普佐次郎先生著『指圧療法原理』の第二部基本編に詳細に書かれてあるので、それらを参考にせられて、熟読玩味、その操法を修練されんことを切望して、本書では概略にとどめる。

また、実際の被術者である患者の施術に当っては、押圧する順序並びに部位は、基本に則《のっ》とることは重要かつ大切であるが、押圧の力度・点数・回数等は、病状に応じて加減すべきことは充分心得て、それぞれ臨機の処置をとっていただきたい。

次に応用操作については、大田晋齋先生の施術もその一つであるが、私共が行なっている『現代指圧法』の応用操作を次に述べる。

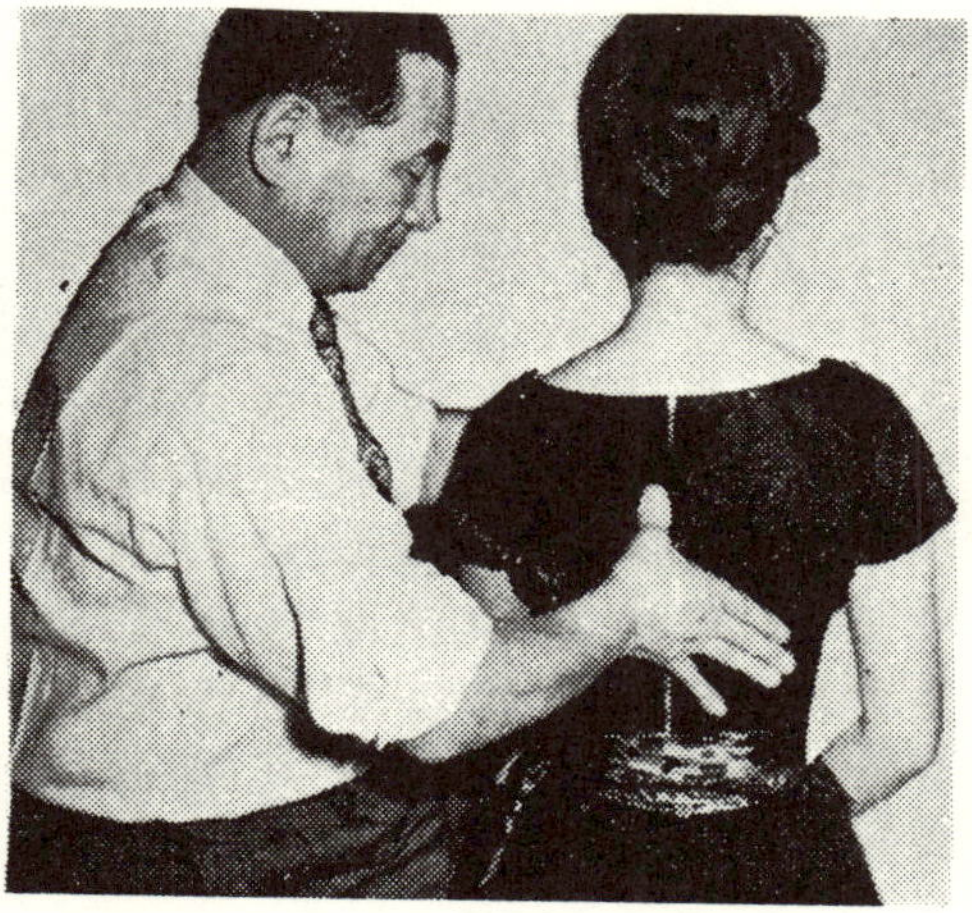

＜右写真は『圧診』浪越徳治郎先生の模範

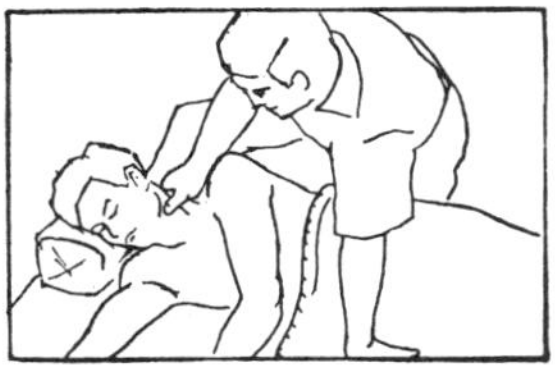

〔左横臥の施術図〕

二、横臥治療法

(一) 前頸部の指圧

被術者は左上横臥に伏し、施術者は被術者の背部に位置し右膝を立て、左手は被術者をまたいで前方につき、右母指を用いて前頸部四点(次頁図)三回押圧するのが『前頸部指圧』の基本であって、ここには足の陽明胃経が通り、人迎①[9] 水突①[10] 気舎①[11]の経穴があり、解剖学上よりみれば、頸動脈洞・総頸動脈・迷走神経 甲状腺等がある。

* 前頸部の応用操作＝指圧姿勢は基本操作に準じて行なう。

押圧部位は胸鎖乳突筋部で、ここには手の陽明大腸経、手の太陽小腸経が通り、天鼎○[17] 扶突○[18] 天窓□[16] 天容□[17]の経穴がある。なお前頸部には足の太陰脾経、手の少陰心経、足の少陰腎経、足の少陽胆経、足の厥陰肝経、任脈等も通っているので、経絡から眺めたときは前頸部は如何に重要な部位であるかということが窺われる。従って前頸部の指圧に

〈第十七図〉

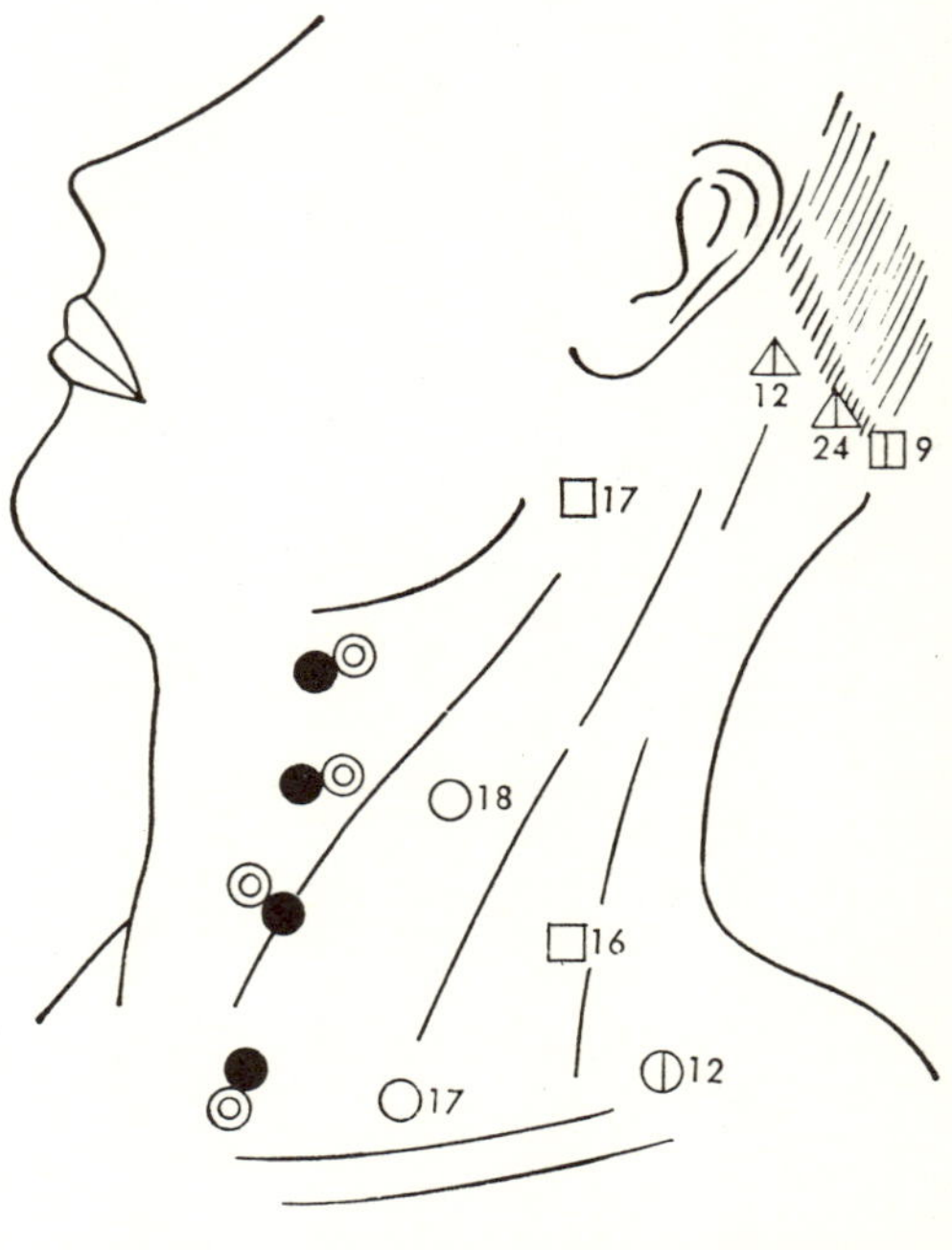

△12 完骨
△20 風池

◫9 天柱

□17 天容
□16 天窓

○18 扶突
○17 天鼎

● 基本点

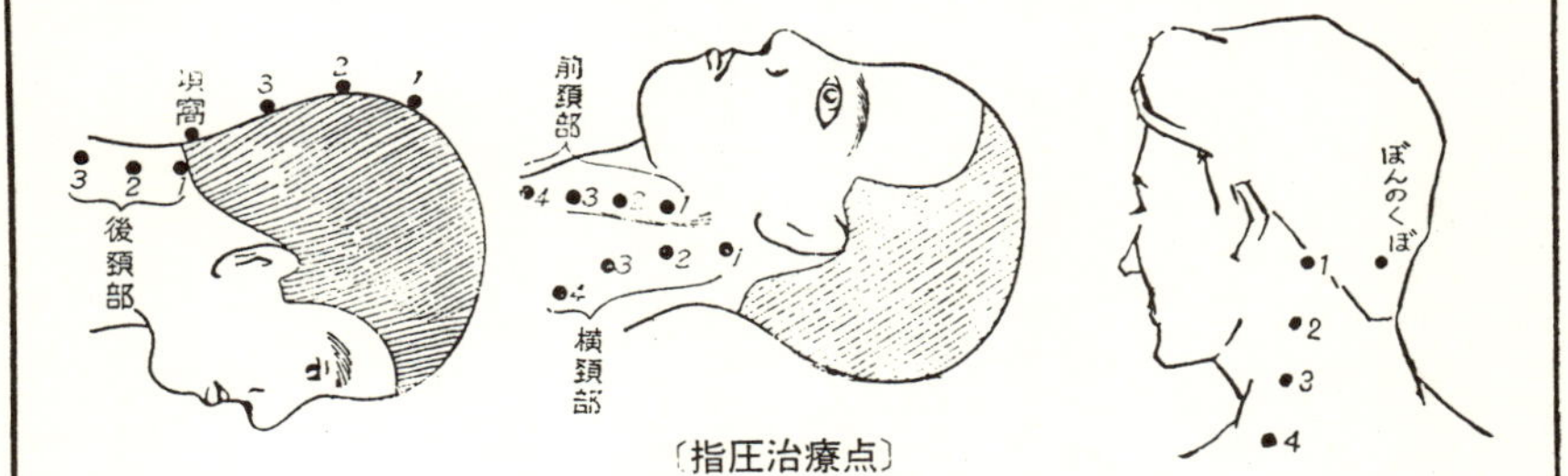

〔指圧治療点〕

当っては、他の部位に比較してとくに慎重な態度で臨み、押圧の手加減等についても細心の注意が望ましい。（第十七・十八図参照）

(二) 横頸部・後頸部・項窩の指圧

横頸部、後頸部、項窩は基本操作の通り行なうが、完骨⚠[12]風池⚠[20]天柱◫[9]の経穴—即ち横頸部、後頸部の一点目に当たる部位は、入念な持続圧法を試みることが必要である。（第十七図参照）

(三) 肩甲上部の指圧

肩甲上部の基本操作は肩井⚠[21]を押圧するのであるが、肩甲上部には大腸経、三焦経、小腸経、膀胱経、胆経が通っていて、巨骨○[16]天 △[21]□《へい》風□[12]曲垣《きょくえん》□[13]肩外兪□[14]肩中兪□[15]、肩井⚠[21]の経穴があるので、肩井⚠[21]の一点に捕われず『肩甲上部』を数点押圧し、異常感覚があり手応えのある部位に対しては、とくに入念な指圧を試みることが肝要である。（第一図参照）

指圧法は、施術者は被術者の頭部に右膝を立て位置し、両母指を重ねて垂直に押圧する。

肩甲上部に対しては強圧を加える場合が多いので、両母指に体重が乗るように留意することが必要である。

㈣　顔面、頭部の指圧

肩甲上部の指圧操作に次いで、左手掌で左後頭部を支え、右手の示指、中指、薬指で被術者の左の下顎部、上顎部、耳の前面を押し、次に右母指で頬骨弓の上部及び前額部、側頭部、耳の後部を押圧する。ここには胃経、大腸経、小腸経、三焦経、胆経が通り、承泣⦶$_{1}$　四白⦶$_{2}$　巨髎⦶$_{3}$　地倉⦶$_{4}$　大迎⦶$_{5}$　頬車⦶$_{6}$　下関⦶$_{7}$　頭維⦶$_{8}$　禾髎○$_{19}$　迎香○$_{20}$　顴髎□$_{18}$　聴宮□$_{19}$　角孫△$_{20}$　耳門△$_{21}$　和髎△$_{22}$　絲竹空△$_{23}$　瞳子髎⚠$_{1}$　聴会⚠$_{2}$　客主人⚠$_{3}$　頷厭⚠$_{4}$　懸顱⚠$_{5}$　懸釐⚠$_{6}$　曲鬢⚠$_{7}$　率谷⚠$_{8}$　天衝⚠$_{9}$　浮白⚠$_{10}$　竅陰⚠$_{11}$　陽白

〔頭部の指圧姿勢・仰臥治療法の図〕

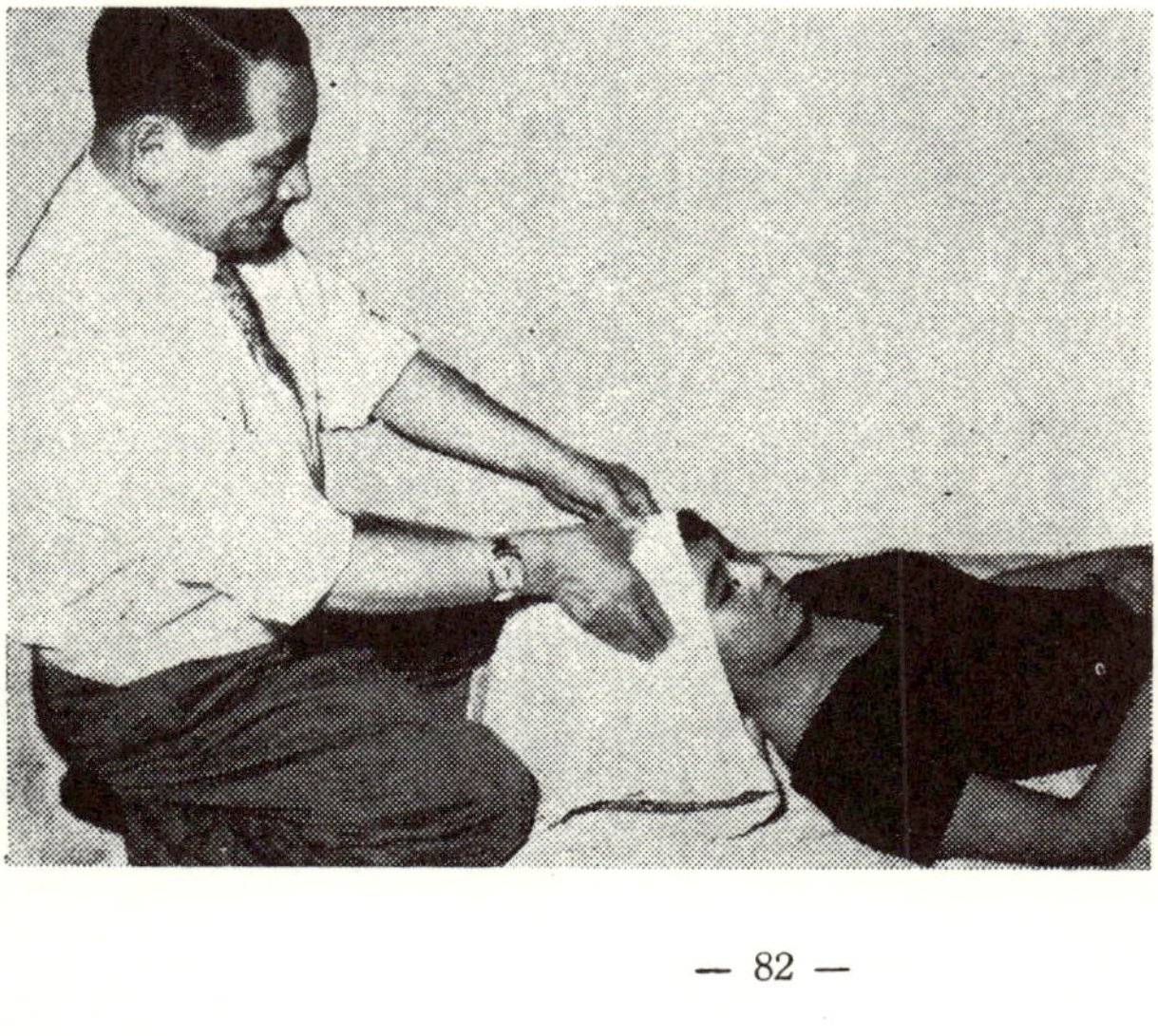

△[14]等の経穴がある（第八図参照）。

顔面及び前頭部の指圧は、三叉神経痛や歯痛、末梢性の顔面神経麻痺等にはとくに効果があり、胸腹部内臓にも関連性があるが、これは経絡の走路よりみたときにその重要性が窺われよう。

㈤　肩甲間部の指圧

肩甲間部の基本操作は、膀胱経第二行にある大杼◫[10]　風門◫[1]　肺兪◫[12]　厥陰兪◫[13]　心兪◫[14]の五点を、施術者は被術者の背部に正坐して右母指に左母指を重ねて押圧するのである。

応用操作に当っては、右膝を立てて右肘を右膝に当て、右肘を右膝で圧しこむようにして押圧を加えると、かなり強い圧を肩甲間部に加えることができる。

肩甲骨の内縁に添って膀胱経第三行が通っていて、そこには附分◫[37]、魄戸◫[38]、膏肓◫[39]　神堂◫[40]　譩譆◫[41]の経穴があり、そのなかでも膏肓は慢性病一切に効きめのある経穴として古来より重要視せられてきたツボで、心臓病、高血圧、半身不随、肋間神経痛、呼吸器病、胃病、脳病、五十肩、肩凝り等に施して治効がある。従って肩甲骨内縁を、応用操作として入念に押圧を加えることが望ましい（第一図参照）。

㈥　肩甲間部五点目より腰までの指圧

施術者は右膝を立て、右肘を右膝で支えて、右膝で右肘を押し込むようにして、両母指で背部の膀胱経第二行にある心兪◫[14] 膈兪◫[15] 肝兪◫[16] 胆兪[17] 脾兪◫[18] 胃兪◫[19] 三焦兪◫[20] 腎兪◫[21] 気海兪◫[奇穴] 大腸兪◫[22]の十点を押圧するのである。（左図・第一図）

膀胱経第二行には、内臓名をつけられた兪穴があり、兪は五臓六腑の陽穴で、経気がここから他に輸《そそ》がれるという意味であるが、これに対応して胸腹部に募《ぼ》穴《けつ》があり、経気が集まるところといわれている。

この兪穴と募穴とは、機能的には相関関係にあり、内

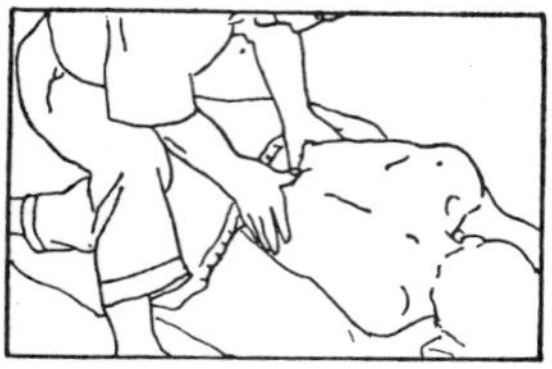

〔腰部の指圧図〕

〔背部経絡指圧点〕

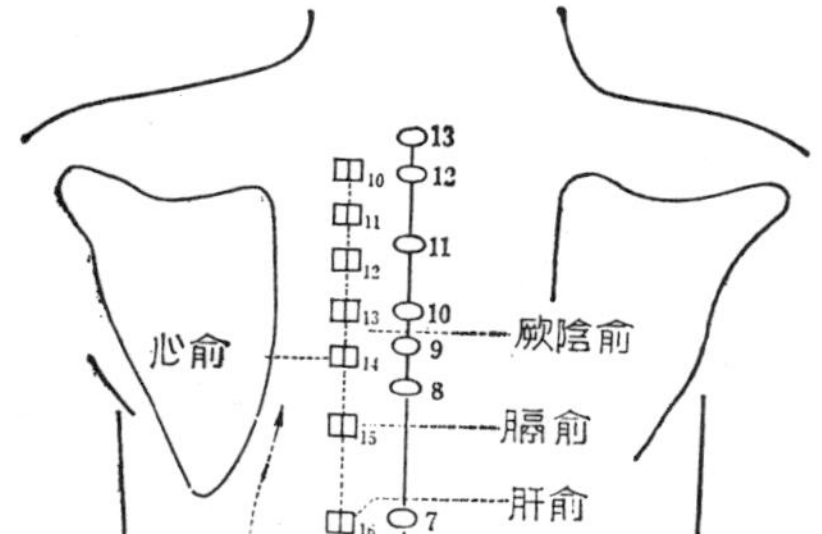

臓臓器に異常があるときは、これらの経穴に異常が現われてくるといわれている。即ち知覚過敏や痛覚過敏、時には背部の筋肉に緊張や抵抗や硬結が出来る場合がある。

このことは、現代医学で提唱せられている内臓知覚反射、内臓運動反射等にみられる連関痛について三千年の昔から体験的に実証せられていたものと思われるが、私共の指圧療法においては、とくに膀胱経第二行に重点をおいて入念な押圧を加えることにしている。

また応用操作として、第十二肋骨（浮肋骨）の尖端の京門△[25]を一点として、側腹部の胆経にある帯脈△[26]五枢△[27]維道△[28]居髎△[29]を圧すのであるが、ここには第十二肋骨や腎臓があるので、被術者(患者)の意向を聞きながら無理のない快圧を加えていただきたい。

この京門△[25]は腎兪□[21]の募穴であり、従って側腹部の指圧は婦人科疾患や腎臓病、腸疝痛等に効果のある所である。(前頁図・第一図及び一一七頁『募穴について』参照)

(七) 大殿部の指圧

一般には後体部治療法において指圧するのであるが、伏臥の出来ない患者に対しては横臥の姿勢で大殿部を押圧する。ここには膀胱経第三行——胆経が通っている。有名な小野寺殿部圧診点のある所で、また胞肓□[49]、秩辺□[50]の経穴もある。

圧し方は仙椎部より縦に四通りほど大転子に向って垂直圧を加える。

大殿部の指圧は坐骨神経や上殿神経痛に効果があり、小野寺殿部圧診点は胃・十二指腸潰瘍の存在の有無を見分ける所として、学界では重要視している。

また成田夫介博士の「圧診と撮診」には

殿部圧診点は食道、胃、小腸及び大腸起始部即ち盲腸・上行結腸までの粘膜及び筋層に変化あるときに陽性に現われ、これを前部・中部・後部・殿部圧診点と分けてみると、前部殿部圧診点は食道・噴門部の病変、中部殿部圧診点は胃全部の、後部殿部圧診点は幽門・十二指腸の病変に強く表われる。

病変が粘膜だけに限局するときは圧痛は強くとも放散しない。大切なことはその放散するか否かである。本圧痛強陽性のものには、胃又は十二指腸潰瘍が存在するとみて多く誤ることはなく、多くはレ線検査でも潰瘍と診断が容易につくものである。

潰瘍は治癒に赴くに従って漸次圧痛並びに放散の度を減ずる。殿部または上腿中央部後面にまで放散する程度となれば、もはや潰瘍の存在は疑わしくなり、この時期に糞便内潜血反応を行なうと、陰性或は弱陽性、或は不定であるのが常である。

食道疾患においてもこの圧診点が発見するが、ずっと前上腸骨棘に近く現われ、その個処は胃噴門部の病変によっても陽性となる。殿部圧診点は単に腹膜のみ侵されたときは陰性である。従って急性及び慢性腹膜炎、虫垂炎、胆嚢炎等においても、食道、胃腸粘膜に損傷を伴う合併症がない限りは陰性である。胃腸カタル、下痢強き呑酸症、嘔気、食滞等においても弱陽性となるが、決して下肢に向けて放散することはない。圧痛は耐え難きものがあっても放散はしない。

左側にのみ陽性なものは便秘のある証左である。一日便通がなくても弱陽性となる。

胃癌と明らかに臨床的診断のついた患者では、大多数は殿部圧診点は強陽性を示す。

この殿部圧診点は、胃・十二指腸潰瘍には必発と云ってもよい。ただ腹部交感神経叢の異常緊張亢進、または甚だしく刺激せられているような場合、例えば高度の胃下垂或は反対に横隔膜ヘルニア等で内臓が強く挙上牽引せられている場合、或は頑固なる慢性虫垂炎等においても、殿部圧痛が潰瘍の時のように強陽性となるのであるが、他の症状を参考とするならば、自ら鑑別診断ができる。

と記されてあるが、これは治療上の参考資料として価値のあるものと思われる。

(八) 下肢後側の指圧

下肢後側の指圧は後体部の治療において施行するのであるが、後体部治療のできにくい患者に対して行なうとよい。その施術方法は、左横臥の場合は右下肢を行なう。術者は右脚を立て左母指に右母指を添えて、大腿後側一点目即ち坐骨下溝横紋の中央の承扶[32]を圧し、坐骨神経の送路に沿って膝窩の中央委中□[36]までを十点に圧す。

ここには坐骨神経痛に効果のあるヴァレイ圧点（フランスの生理学者・一八〇七～一八五五）といわれている承扶□[32]、殷門□[33]、委中□[36]等の経穴があり、「膀胱経第二行」が通っている（第三図参照）。なお続けて下腿後側及び足底まで圧していってもよい。下腿後側には膀胱経、足底には腎経が通っている。（下図は下肢後側指圧点、大つかみ六点とあるは腓腹筋の指圧点）。

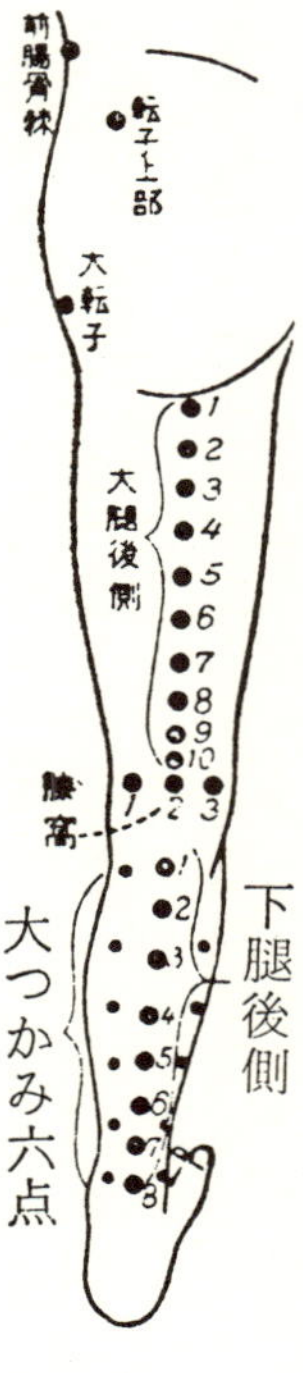

三、後体部治療法

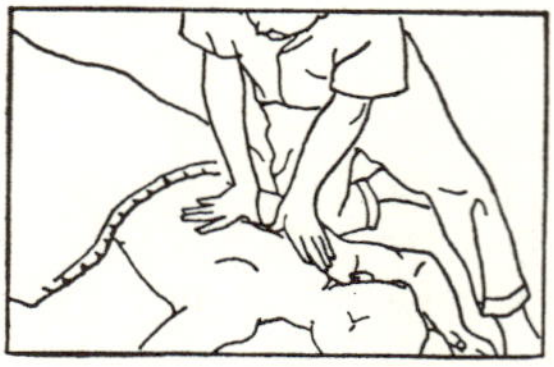
〔脊柱傍線の指圧〕

(一) 後頭部の指圧

施術者は左膝を立て、被術者（患者）の左横に位置し、右母指に左母指を添えて後頭部正中線を通っている督脈の後頂○18 強間○17 脳戸《のうこ》○16を三点三回圧すのが基本操作であって、頭重、頭痛、不眠症、後頭神経痛等にはとくに効果のある部位である。

応用操作として、後頂○18より左右へ同時に二点ずつ押して、分界項線まで五通りに圧していく。ここには膀胱経、胆経が通り、第二乃至第三頸髄より発する大小後頭神経によって支配されている。この部の指圧により頭重・頭痛を軽減することができる。

(二) 項窩及び分界項線の指圧

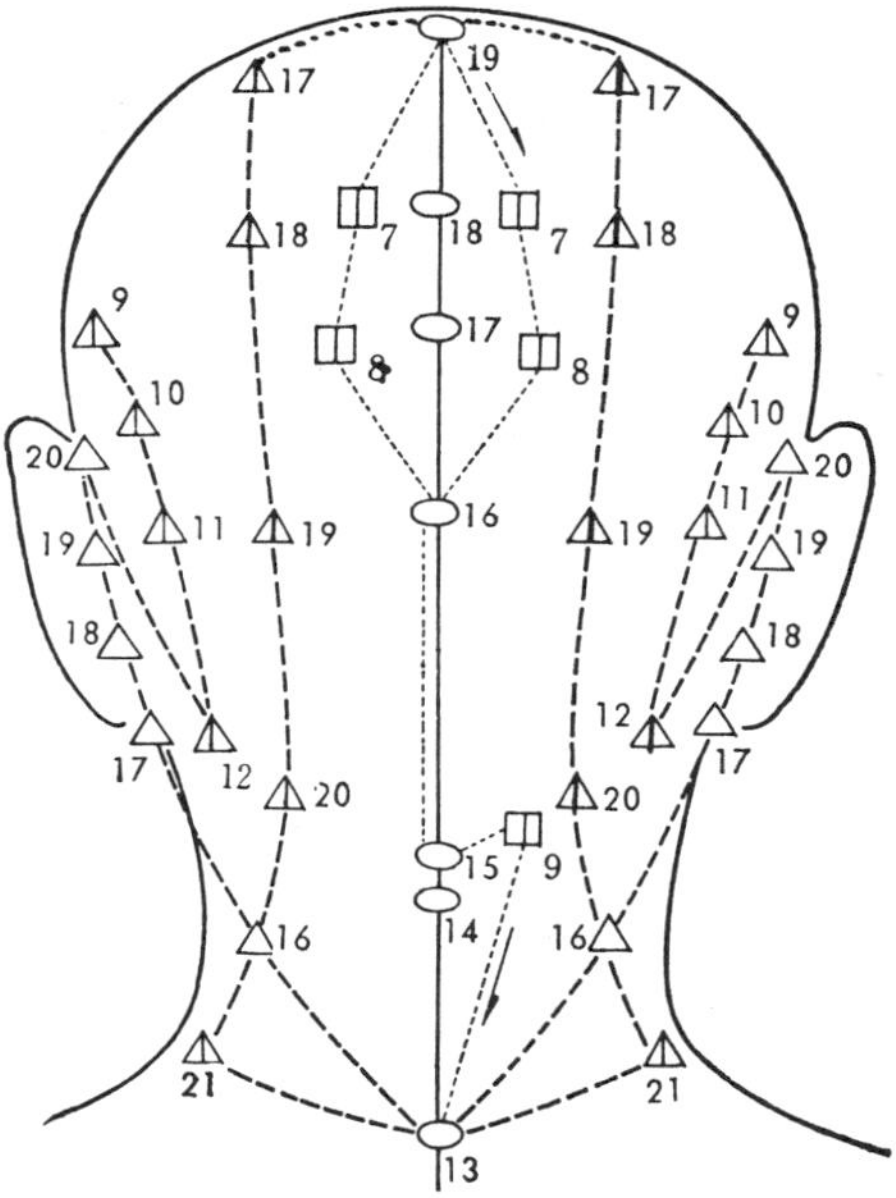

〈第十八図〉

◫7 絡却
◫8 玉枕
◫9 天柱

○19 百会
○18 後頂
○17 強間
○16 脳戸
○15 風府
○14 瘂門
○13 大椎

⚠9 天衝
⚠10 浮白
⚠11 竅陰
⚠12 完骨

⚠17 正営
⚠18 承霊
⚠19 脳空
⚠20 風池
⚠21 肩井

△20 角孫
△19 顱息
△18 瘈脈
△17 翳風
△16 天牖

施術者は両母指を重ねて、項窩にある風府○[15] 瘂門○[14]の経穴を延髄に向って一点三回、次に、右手の母指と示指に中指を添えて、後頸部を頸椎に沿って三点挟圧するのが基本操作で、頭重、頭痛・衄血《じっけつ》（はなぢ）・言語障害・高血圧・中風・不眠症等に効果がある。

また応用操作として、分界項線にある天柱□[9] 風池⚠[20] 完骨⚠[12]等の経穴を右手の母指と示指に中指を添えて、左右同時に挟圧を繰返し行なう。ここは片頭痛、耳や鼻の疾患、眼疾患（白内障）、眩暈、不眠症、歯痛等にも卓効があるから、入念な指圧が望ましい。

㈢ 肩甲上部の指圧

施術者は被術者の枕元に正坐して、右半身《はんみ》に構え、右手を畳に突き、左母指で肩甲上部の肩井⚠[21]を一点三回強圧するのが基本操作であるが、肩甲上部には胆経、膀胱経・大腸経・小腸経・三焦経が通り、肩井⚠[21]のほか、天髎△[15] 巨骨○[16] 秉風□[12] 曲垣□[13] 肩外兪□[14] 肩中兪□[15]等の経穴がある。

従って応用操作として、肩甲上部を数点押圧し、患者の快感を伴う部位、術者の手応えのある部位に重点をおいて入念な指圧を加えることが望ましい。

肩甲上部の指圧は、いわゆる肩凝り（肩甲上部や上肢の筋肉を過度に使用することにより疲労素の蓄積によって起る場合と、精神の過労や内臓諸臓器の疾患による内臓運動反射、内臓知覚反射として見られる場合があるが、その多くは後者に属する）に最も効果があるが、高血圧・中風・呼吸器疾患・喘息・脳神経衰弱・肩背の疼痛・上肢の神経痛・リウマチ・五十肩等にも効果が顕著である。

㈣ 肩甲間部の指圧

施術者は被術者の左脇に添い、左膝を立て、肩甲間部を肩先の方より脊柱と平行に、膀胱経第二行を五点三回圧すのが基本操作である。（八三頁＝横臥治療法㈤肩甲間部の指圧の項を参照せられたい）

この指圧は、肩凝り・呼吸疾患・喘息・心臓疾患・肩背の神経痛・上腕の神経痛・肋間神経痛にも効果がある。

㈤ 肩甲骨棘下部の指圧

応用操作として、棘下部にある小腸経に属する天宗□[11]、臑俞□[10]の経穴を押圧する。

この経穴は圧痛の顕著な部位であるが、上肢の疲労・肩関節また肩関節周囲の炎症・五十肩・腕神経痛等に効果があるばかりでなく、胃・小腸の疾患に対しても効果の秀いでたるものがある。

なおこの棘下部は、第五乃至第七頸髄より発する頸神経によって支配されると考えられる。（第十九図参照）

〈第十九図〉

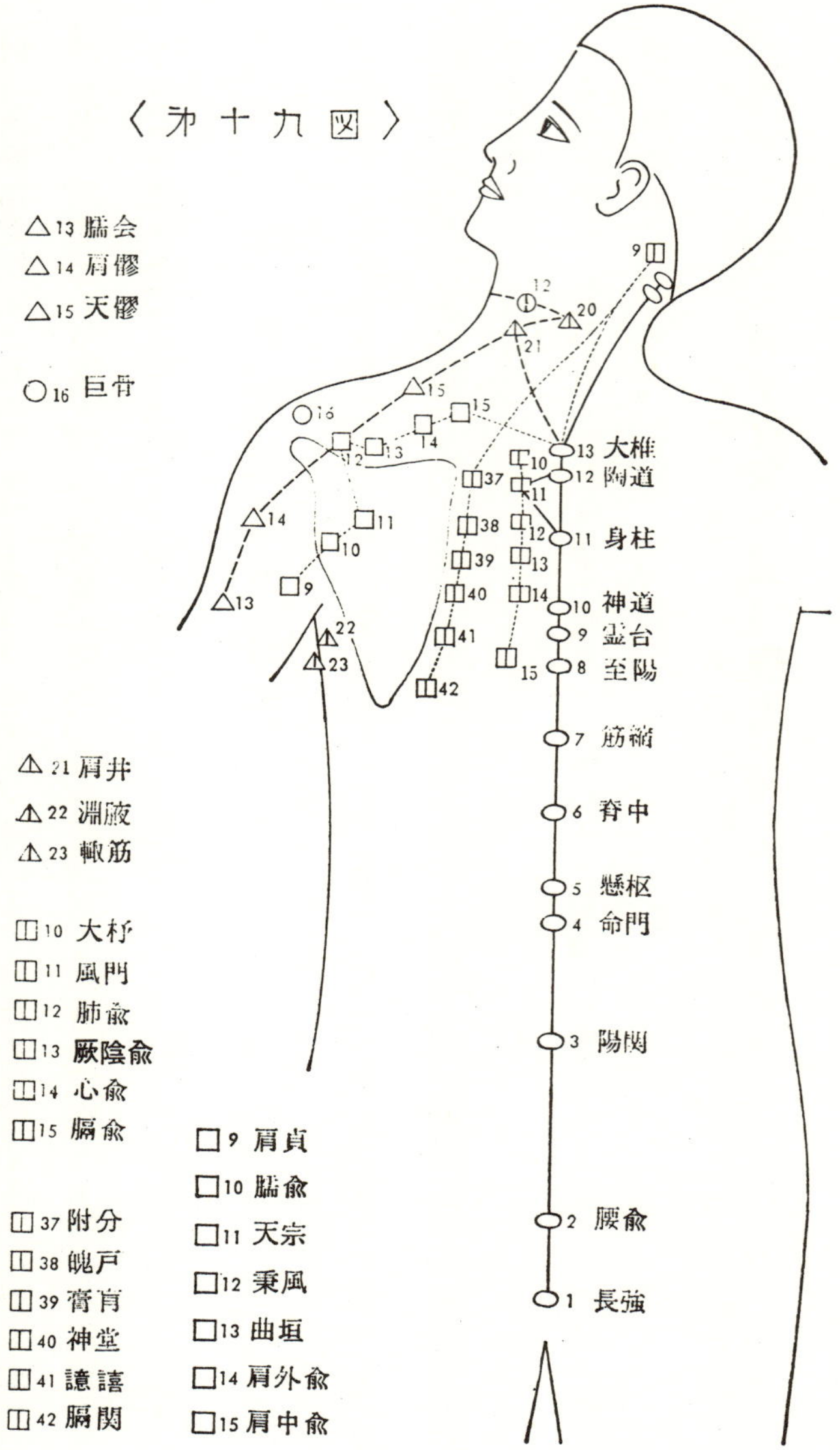

(六) 肩甲骨外縁と上腕外側の指圧

肩甲骨外縁の側胸部、第四・第五肋間に胆経の淵腋△[22] 輒筋△[23]の経穴がある（第十九図参照）。これに対し母指を重ねて静かに深く押圧を加える。この指圧は上肢挙上障害を除き、肋間神経痛・喘息・鼓腸・胃部膨満等にも効果がある。

上腕外側の腋下に近く小腸経の肩貞□[9]の経穴があり、その外側に三焦経の肩髎△[14]の経穴がある。これらの経穴より小腸経・三焦経に添うて上腕の指圧を行なう。これらの指圧は五十肩・上肢の挙上不能や神経痛・リウマチ等に効果がある。

(七) 肩甲下部及び腰部（背腰部）の指圧

施術者は被術者の左側に添い、左膝を立て、右母指に左母指を添えて、肩甲間部五点目の心俞□[14]から、腰の大腸俞□[22]までの膀胱経第二行を、十点三回圧すのが基本操作である（第一横臥治療法の(6)肩甲間部五点目から腰までの基本操作と応用を参照せられたい）

また応用操作としては、膀胱経第二行の二横指外側を通っている膀胱経第三行を七点、即ち膈関□[42] 魂門□[43] 陽綱□[44] 意舎□[45] 胃倉□[46] 肓門□[47] 志室□[48]の経穴を押圧することが望ましい。

この膀胱経第三行の指圧は、背部の神経痛・肋間神経痛・肝臓・胃・腸・腎臓・男女泌尿生殖器等、腹部内臓諸疾患の治療に効果的である。（以上第一図参照）

㈧ 仙骨部及び殿部の指圧

施術者は被術者の左側に添い、左膝を立て、両母指を八の字に揃え、仙骨部を三点三回、次いで仙骨部一点目より斜めに、横に大転子に向い、大殿部を四点三回強圧するのが基本操作であるが、応用操作として（第十九図及び第一図・二図参照）仙骨部には督脈の腰兪○[2] 膀胱経の小腸俞□[23] 膀胱俞□[24] 中膂内俞□[25] 白環俞□[26] 上髎□[27] 次髎□[28] 中髎[29] 下髎□[30]の経穴があるので、これらを細かく圧すことが望ましい。

仙骨孔にある上髎・次髎・中髎・下髎の経穴は、左右を併せて八髎といっている。ここからは副交感神経に属する骨盤内臓神経が出ているので、骨盤内臓の機能促進・血管拡張・排便・排尿・勃起・射精等に関係がある。従って仙骨部の指圧は、男女生殖器や膀胱の疾患や便秘・下痢・冷性・脚気・膝関節炎・リウマチ・中気・血圧亢進症・腰痛等に効果があると、古来からいわれている。

大殿部の指圧も、仙骨部から四筋《すじ》位にわたり強圧を加え、転子上部も一箇所でなく二～三箇所強圧することが望ましい（大殿部の指圧の効果については「横臥治療法」の㈦大殿部の指圧を参照せられたい)。

(九) 後体部にある経穴と圧診点との関係 (第二十図)

* 医学博士成田夬介氏著「圧診と撮診」を参考にして経絡経穴と圧診点との関係を述べてみたい。

(1) 肩甲圧診点と天宗□[11]及び**腋窩圧診点**と臑俞□[10]

肩甲圧診点は小腸経 の天宗□[11]の経穴の部位に相当している。即ち肩甲骨上において肩甲棘の中央部の下方約三センチの所であり、腋窩圧診点は小腸経の臑俞□[10]の経 穴の部位に相当し、肩甲骨の外縁即ち肩甲骨の腋下突起の直下にある。この両圧診点は肩関節またはその周囲の炎症、腕神経痛等の際に圧痛は陽性となる。

(2) 胸椎圧診点と督脈の身柱○[11] 神道○[10] 霊台○[9] 至陽○[8]

胸椎圧診点は胸椎の棘突起の圧痛で、通例第四乃至第七胸椎の高さにあるから、督脈の身柱○[11] 神道○[10] 霊台○[9] 至陽○[8]の経穴の部位に相当する。圧痛の陽性は脊椎カリエス・流行性感冒・肺尖カタル等に著明に現われるといわれている。

マッケンジー(イギリスの内科医一八四四―一九〇九)は、『胸椎圧痛は心臓疾患においては第一乃至第四胸椎に、胃疾患においては第四乃至第八胸椎に、肝臓疾患においては第八乃至第十一胸椎に圧診点がある』といっている。

(3)　**肩甲間圧部圧診点**　（膀胱第二行）

肩甲間部においては胸椎横突起の突端、即ち脊柱部の正中線より三〜四センチ側方の圧診点に膀胱経第二行が通っている。ここには大杼《じょ》□[10]、風門□[11]、肺俞□[12]、厥陰俞《けついんゆ》□[13]、心俞□[14]の経穴がある。この圧診点は気管支リンパ節腫脹に最も多く、脊椎カリエスがこれに次ぐといわれている。

全身倦怠または微熱を主訴とする青少年で、肺結核の初感染群を有するものにおいても同様、この圧診点を認めることができる。ことに女子に著明であって、圧迫を加えると、首を患側に傾《かし》げるので、圧痛の有無を糺《ただ》さずに判るほどである。

(4)　**背部、胃・十二指腸潰瘍圧診点**　（膀胱経第二行）

a　ボアス氏（ベルリンの医師一八五八〜一九三八）背部圧診点＝第十乃至第十二胸椎の高さで椎体の左側にある圧診点で胃潰瘍の時にみられるという。ここには脾俞□[18]、胃俞□[19]、三焦俞□[20]の経穴がある。

b　エワルド氏（ベルリンの医師一八四五〜一九一五）背部圧診点＝胸椎の高さは同前であるが、椎体の右側にあるという。

その後諸家の追試によれば、胃潰瘍では左側に限らず右側又は両側に現われ、十二指腸潰瘍においてもみられる。小野寺教授によれば、胃・十二指腸潰瘍のみならず、胃癌の約四十％に陽性となるというのみならず、胆石症・腎臓疾患及び膵臓疾患の際にも認められるという。成田博士の経験によると、日本人は第八・第九胸椎の高さ、即ち肝俞◫[16]の所に圧痛をみる場合多く、ボアス氏のいう如く第十胸椎以下にみるのは、むしろ稀であるとのことである。

(5) 背部胆道疾患圧診点

c　小野寺氏圧点＝胆道に炎症があるときや胆石痛発作があるときに背部に現れる圧診点で、多く右側第八乃至第十胸椎横突起（ことに第九及び第十）の尖端に一致して現われる。ここには肝俞・胆俞の経穴がある。胆石が介在して疝痛発作を起している患者では第十二肋骨端の直下、即ち京門⏃[25]を背部から強く前方に圧するとき疼痛を訴える。

d　ボアス氏圧点＝第十乃至第十二胸椎の直ぐ右に圧痛があるといっている。

e　マッケンジー氏圧点＝第八乃至第十一胸椎棘突起の上に圧痛があるといっている。

f　ヘッド（イギリスの神経学者一八六一〜一九四〇）過敏帯＝第三・第四頸髄及び第八・第九胸髄より発する知覚神経の分布する領域に過敏帯があるといっている。

(6) **小野寺氏殿部圧診点**＝横臥治療法の『大殿部の指圧』の項参照。

(7) **妊娠月経点**（女子）**と前立腺圧診点**（男子）

これは腸骨の後方にて上後腸骨棘附近で、腸骨と仙骨と接合している部位を骨隆起に向って強く圧迫する時に認むる圧痛点で、第一仙骨神経の分布する部位に相当する。この圧診点の陽性なるときは、男子にあっては前立腺疾患、女子にあっては子宮頸部（子宮口糜《び》爛《らん》、子宮頸部癌）及び附属器疾患（卵巣・卵管の炎症、腫瘍）または月経、或は妊娠なることを意味する。

月経時には、月経前二〜三日より弱陽性となり、月経開始とともに陽性となり、月経後なお二〜三日は弱陽性である。

妊娠では、左右同強に陽性となる。月経が規則正しくある人に月経がなく、しかも月経点陽性なるときは、妊娠と診断して多く誤りはない。もし誤れば、それは婦人病を有する人においてである、とのことである。

(8) **仙骨部圧診点**（小腸俞□[23]　膀胱俞□[24]　中膂内俞□[25]　白環俞□[26]）

仙骨縁部にて、指頭をもって仙骨縁に向って強く圧迫するとき起る圧診点で、ことに仙骨縁の中央部において最も著明である。この部位は第三仙骨神経皮枝の突出部に相当するし、また膀胱俞□[24]の経穴部位にも相当する。

これが陽性となるのは、大腸とくに直腸粘膜及び筋層に病変あるときや、尿道・膀胱粘膜疾患（膀胱カタル、膀胱結核等）・糜爛せる痔核・肛門裂創・痔瘻《じろう》等の場合であると、小野寺博士は提唱されている。

〈第二十図〉

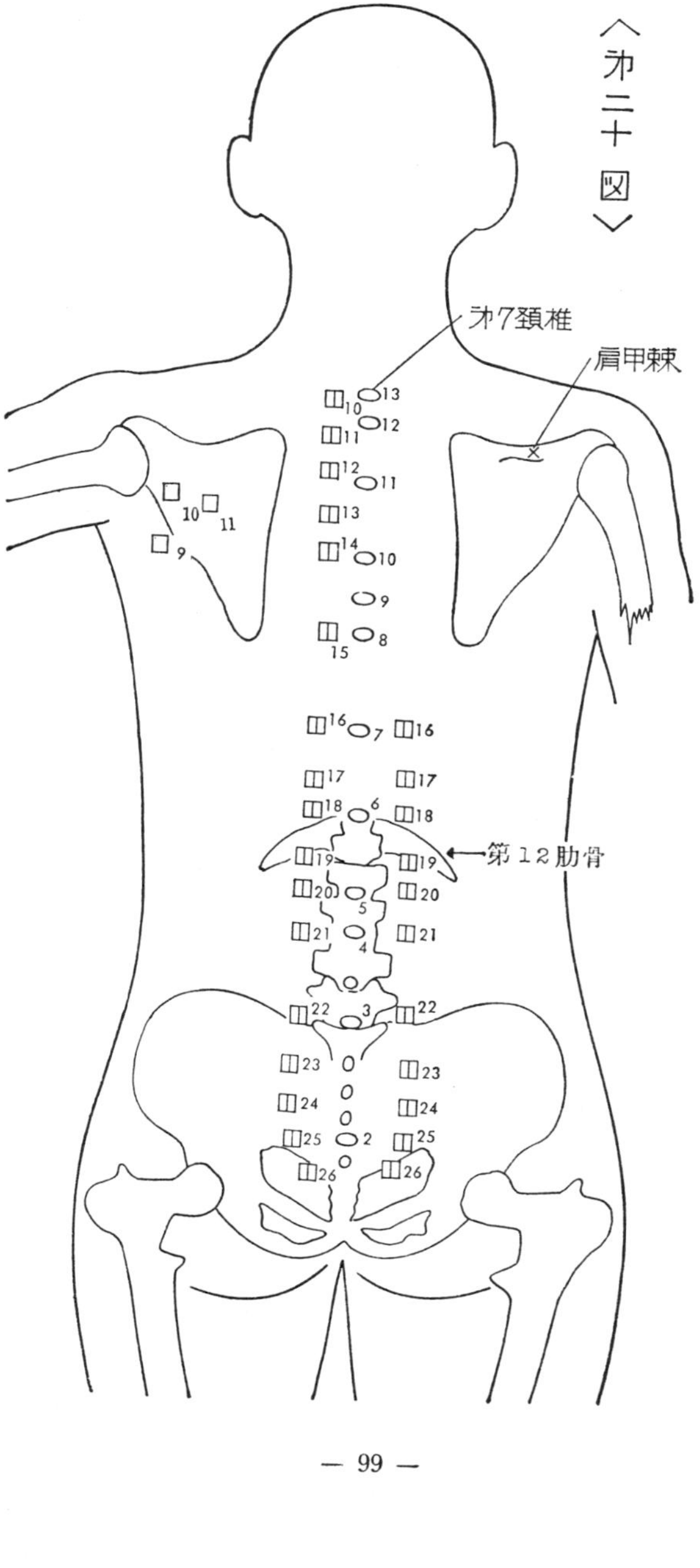
第7頸椎
肩甲棘
第12肋骨
10
11
9
13
12
14
15
16
7
17
18
6
19
20
5
21
4
22
3
23
24
25
2
26

*第二十図の解説

<圧診点及び過敏帯と経絡対照表>

圧診点	経穴部位
脊椎カリエス・流行性感冒等の胸椎圧診点	⬭11 身柱 ⬭10 神道 ⬭9 霊台 ⬭8 至陽
マッケンジー胸椎圧診点 心臓疾患	⬭13 大椎 ⬭12 陶道 ⬭11 身柱
マッケンジー胸椎圧診点 胃疾患	⬭11 身柱 ⬭10 神道 ⬭9 霊台 ⬭8 至陽
マッケンジー胸椎圧診点 肝臓疾患	⬭8 至陽 ⬭7 筋縮
ボアス背部胃・十二指腸潰瘍圧診点………左側の	◫18 脾兪 ◫19 胃兪 ◫20 三焦兪
エワルド背部胃・十二指腸潰瘍圧診点…右側の	◫18 脾兪 ◫19 胃兪 ◫20 三焦兪

圧診点	経穴部位
小野寺背部胃・十二指腸潰瘍圧診点………右側の	◫16 肝兪 ◫17 胆兪
小野寺・ボアス背部胆道疾患の圧診点……右側の	◫16 肝兪 ◫17 胆兪 ◫18 脾兪
マッケンジー脊部胆道疾患圧診点	⬭8 至陽 ⬭7 筋縮 ⬭6 脊中
妊娠月経点	◫23 小腸兪
直腸・膀胱・尿道・痔疾患の圧診点	◫23 小腸兪 ◫24 膀胱兪 ◫24 中膂内兪 ◫26 白環兪

胆道疾患とみられるヘッド過敏帯

第3・4頸髄より発する知覚神経分布領域

第8・9胸椎より発する知覚神経分布領域

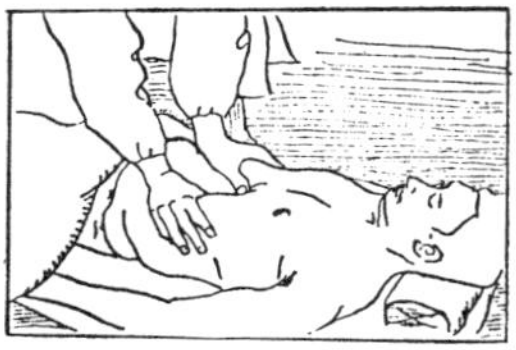

〔仰臥治療法〕

四、仰臥姿勢の治療法

被術者に仰臥の姿勢をとらしめ、左下肢、左上肢、右下肢、右上肢、頭部、顔面、胸部、腹部の順に施術するのが日本指圧学校型『浪越式指圧基本型』順序である。

㈠ 下肢の指圧

下肢の前大腿部（大腿上側）には胃経が通り、大腿内側には脾経・腎経・肝経が通り、大腿外側には胆経が通り、後大腿部（大腿後側）には膀胱経が通り、大腿には足の三陰三陽の経絡が通っている。

また下腿の外側には胃経と胆経、内側には脾経・腎経・肝経、後側には膀胱経が通って

〔下肢指圧点〕

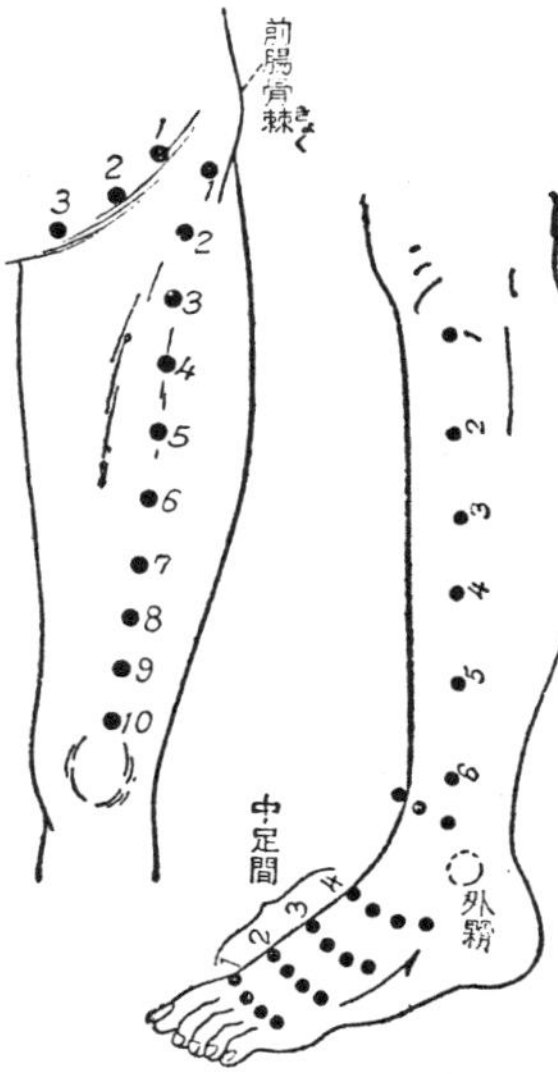

いる（第六—七図参照）。

膝関節と肘関節の遠位に当たる部位は四関といって、治療上重視している原穴——五腧穴（井、栄、俞、経、合の経穴）・絡穴・郄穴等があるから施術に当ってはとくに入念に行なう必要があるので、浪越式指圧療法においては細心の注意を払って圧するように、基本型が定められてある（前頁のカット参照）。

次に下腿指圧の応用操作として、胃経の外下方を通っている胆経を圧する。

足三里（胃経の三里①[36]）の一・五横指外（指一ツ半横）下方には胆経の陽陵泉⚠[33]の経穴があり、その他陽交⚠[34]外丘⚠[35]光明⚠[36]陽輔《ようほ》⚠[37]懸鍾⚠[38]の経穴がある（第四図参照）が、この部位に対しても両母指を重ねて強圧することが望ましい。ついで、下肢を「く」の字型に曲げ、下腿の内側即ち脾経・腎経・肝経の通っている部位を、被術者をして痛快を感ぜしめる程度に静かに深く圧していく。また足背は、中足間を足首に向って四点四通り圧すのが基本型であるが（前頁図）、母指側には脾経が通り、大都◑[2]太白◑[3]公孫◑[4]商丘◑[5]の経穴（第五図参照）があり、小指側には膀胱経が通っていて、通谷▥[62]束骨▥[61]京骨▥[60]金門▥[59]申脈▥[58]僕参▥[57]の経穴（第四図参照）があるので、この両側を足首に向って圧す。この足背の指圧は少々強めに静かに圧した方が効果的である。

(二) 上肢の指圧

上腕指圧の応用操作は、「後体部治療法」(6)肩甲骨外縁と上腕外側の項で述べてあるからそれを参照していただくとして、ここではもっぱら、後前腕部（前腕外側部）指圧の応用操作として、次の点に留意しておきたい。

後前腕部の小指側には小腸経、正中線には三焦経、母指側には大腸経が通っている重要な経穴がある（以上第六図参照）。また手背は、中手骨間を三点四通り（左上図参照）圧すのが指圧の基本型であるが、小指側には小腸経が通り、前谷□2 後谿□3 腕骨□4 陽谷

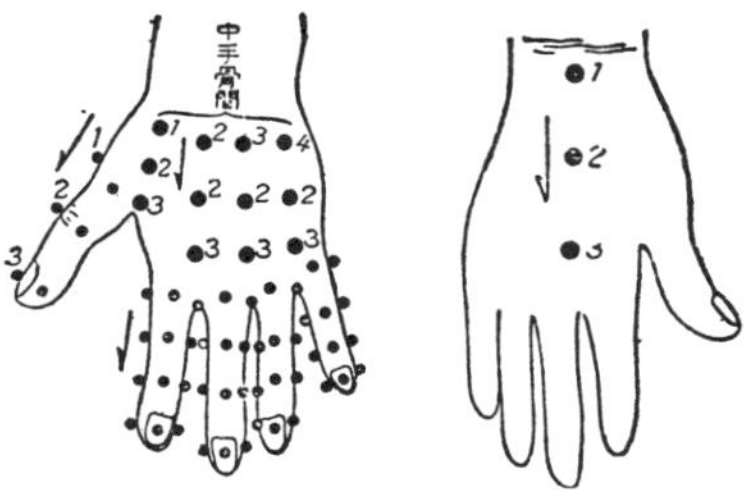

〔手の指圧点〕

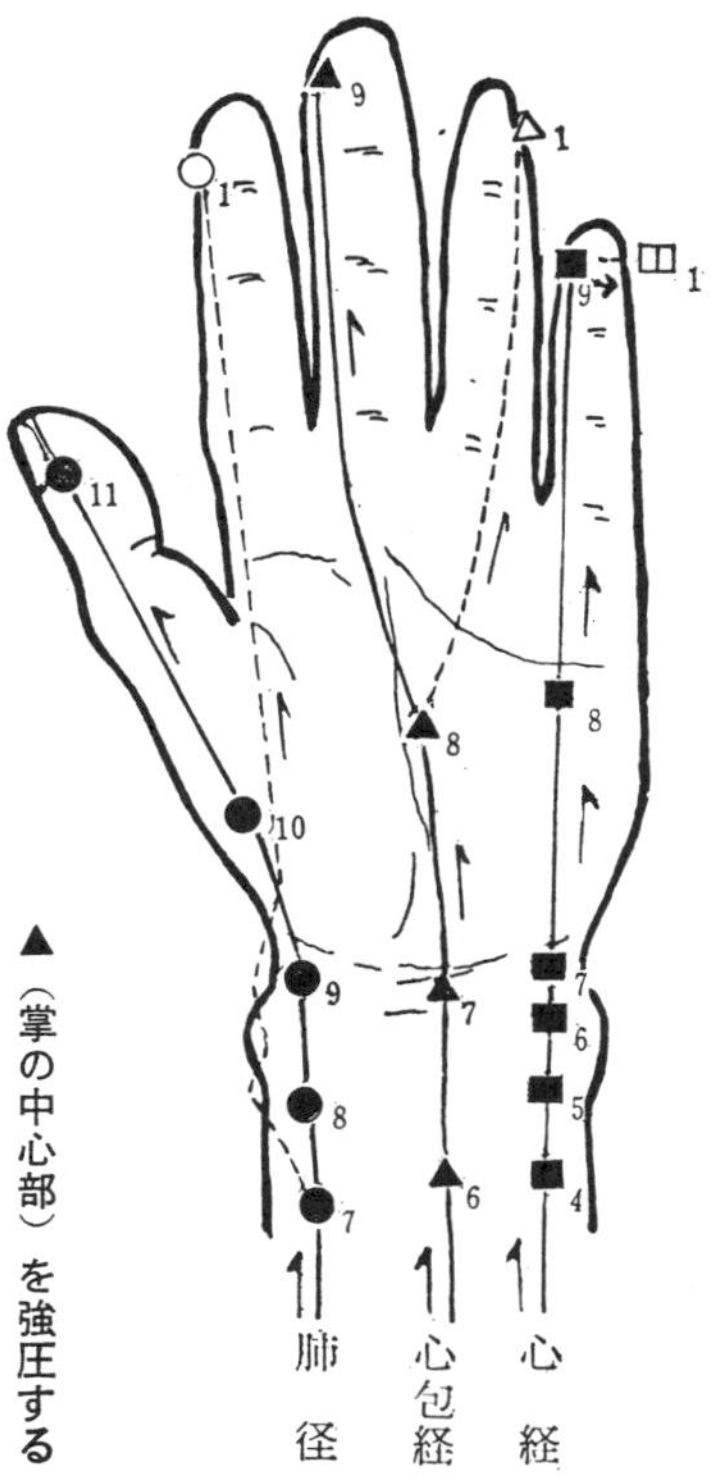

□5の重要な経穴があるのでとくにこの部位を圧すとよい。（前頁下図は手掌の経穴）

㈢ 体肢にある特定経穴

十二経絡は、すべて手足の末端に終始している。而して体肢の中で肘関節、膝関節より末梢に至る部分における部位に各経絡の要穴があり、これらは古来より治病上重要視せられているから、その要穴について少しく述べておきたい。

(1) 五臓五腧、六腑六腧

五腧穴の井・栄・兪・経・合については、古医書の難経に『井《せい》は心下の満《みつる》を主《つかさ》どる、栄は身熱を主どる、兪は体重く節痛むを主どる、経は喘咳《ぜんがい》寒熱を主どる。合は逆気して泄するを主どる、此れ五臓六腑・井・栄・兪・経・合の主どる所の病である』と書かれてある。

即ち井は、手足における先端（ただし腎経は足底）にあって脈気の出る所であり、これを水流に譬えれば恰も泉源の如くであるから〝井〟という。栄はその次に位する脈気の流れる所であり、これは恰かも泉源を出て流れる水が極くゆっくり、ちょろちょろと微かに流れているが如くであるので〝栄〟という。兪はまたその次に位し、手の関節・足の関節の部にあって脈気の注ぐところ、これは恰かも微かに流れている水が段々と元気づいて灌注するが如くであるので、〝俞(腧)〟という。経はそのまた次に位し、脈気の行く所であるが、これは恰かも灌注した水がゆったりと静かに流れて行くが如くであるから〝経〟という。合はさらにその次に位し、肘関節及び膝関節に近く、脈気の入る所であるが、それは恰かも川の流れが海に合会するが如くであるから〝合〟という。

そして『脈気はこれより内にある五臓六腑に入り、十二正経八奇脈と相会するのである』といわれているが（第二、三、四、五、六図参照）この五臓六腑を表にすれば次表の通りである。

〔五臓五腧〕

経脈＼経穴	井	栄	俞	経	合
肺経	少商	魚際	大淵	経渠	尺沢
脾経	隠白	大都	太白	商丘	陰陵泉
心経	少衝	少府	神門	霊道	少海
腎経	湧泉	然谷	太谿	復溜	陰谷
心包経	中衝	労宮	太陵	間使	曲沢
肝経	大敦	行間	太衝	中封	曲泉

〔六腑六腧〕

経脈＼経穴	井	栄	俞	原	経	合
大腸経	商陽	二間	三間	合谷	陽谿	曲池
胃経	厲兌	内庭	陥谷	衝陽	解谿	三里
小腸経	少沢	前谷	後谿	腕骨	陽谷	小海
膀胱経	至陰	通谷	束骨	京骨	崑崙	委中
三焦経	関衝	液門	中渚	陽池	支溝	天井
胆経	竅陰	侠谿	臨泣	丘墟	陽輔	陽陵泉

(2) 原　穴

十二経の原穴は、五臓六腑に異常があるときはその反応の現われる部位で、かつそれら

の主治穴であると古来からいわれている。（五臓五腧では俞穴が原穴に当たることになっている）

「霊枢九鍼十二原篇」に『五臓疾あるときは、応（反応）十二原に出づ。凡そ此の十二原は五臓六腑の疾あるものを主治す、五臓疾あるときは当に之を十二原に取るべし』と記されている。

(3) 郄　穴

郄は、骨と肉との間のすき間であって、血気の深く集る所であり、経絡の変動の現われる所であるといわれている。日常必須の穴で、ことに急病の頓挫に用いて著効があるといわれている。

郄穴は十二正経及び奇脈である陰蹻・陽蹻・陰維・陽維の諸脈の中に一つずつあるが、これを次に図示する。

郄穴

経絡	郄穴
肺経	孔最
大腸経	温溜
胃経	梁丘
脾経	地機
心経	陰郄
小腸経	養老
膀胱経	金門
腎経	水泉
心包経	郄門
三焦経	会宗
胆経	外丘
肝経	中都
陽蹻脈	跗陽
陰蹻脈	交信
陽維脈	陽交
陰維脈	築賓

(四)　頭部、顔面の指圧

頭部・顔面指圧の応用操作は、「横臥治療法」の項を参照されたい。

(五)　胸部の指圧

胸部指圧に当って、基本型操作は術者が被術者の枕に接して坐し、母指頭で肋間を三点六通り圧し、胸骨上を五点三回圧することになっている。

胸骨上には任脈が通り（第九図参照）、璇璣●21　華蓋●20　紫宮●19　玉堂●18　膻中●17　中庭●16の経穴があり、中庭●16は剣状突起の上にあるので、下手に圧すと危険性があるので、基本型ではこの点（剣状突起）は圧さないことにしている（右図参照）。

胸骨の両側には、腎経が通り（第九図）兪府◨27　彧中◨26　神蔵◨25　霊墟◨24　神封◨23　歩廊◨22の経穴があり、また乳頭線上には胃経が通り（第九図参照）、気戸⦶13　庫房⦶14　屋翳⦶15　膺窓⦶16　乳中⦶17　乳根⦶18の経穴がある。

上腕附根の鎖骨下部の近くに肺経の雲門●2　中府●1の経穴があり　脇側の近くに脾経

〔胸部の指圧点〕

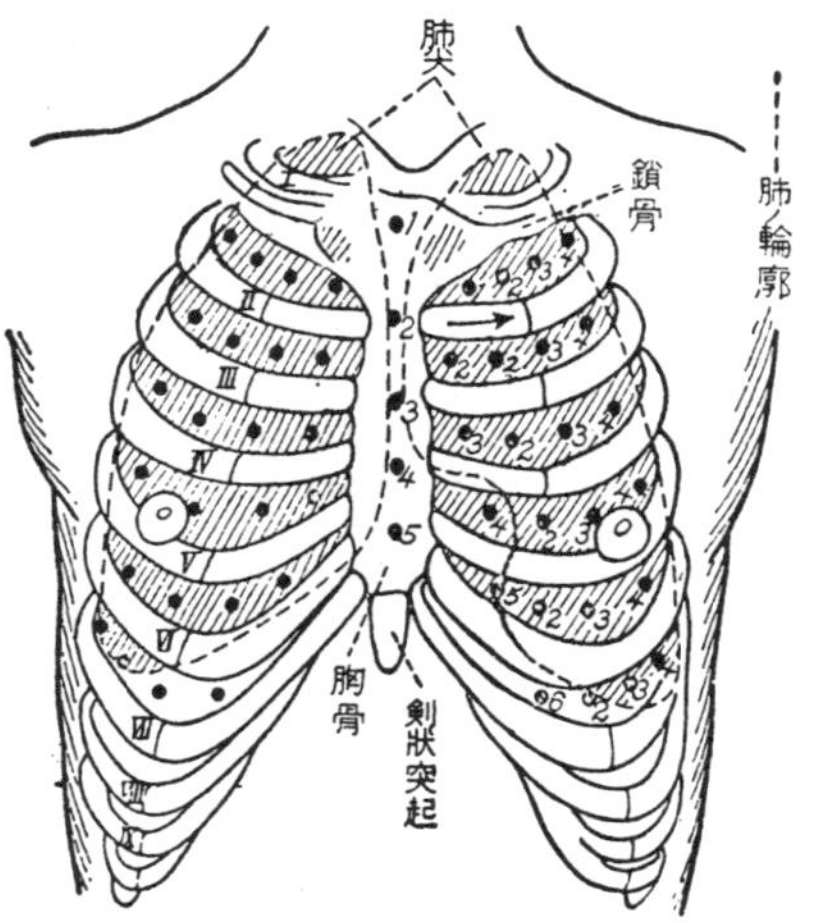

が通り、周栄◑20 胸郷◑19 天谿◑18 食竇《とう》◑17 大包◑21の経穴があるが、基本型の操作においてはこれらの経穴をほとんど余さず圧しているので、別に胸部指圧に対しては応用操作の必要は認めない。

大田晋齋の『家法按腹十三術図解』では、分排・分肋・升降・利水・収斂・安神の六術は胸部治療に関連した部位を推圧したり、調摩したりしているのであって、胸部治療の必要は昔から重要視せられていたことが知られるであろう。また胸部には後述する胸骨圧診点・肋間神経圧診点・小野寺氏肺圧診点・成田氏胸膜圧診点・小野寺氏肋間胆道疾患圧診点等もある。（第二十一図参照）

㈥ 腹部の指圧

腹部指圧については、大田晋齋が「按腹図解」中で、『按腹術を行なおうとする人は、最初に腹を候《うか》がう法、即ち腹部の触診を充分に行なわなければならない』と強調していられることは、五、『全身指圧と候腹弁』（三七頁）の項で述べたが、私共の指圧療法では、一般には全身の指圧を充分に行なった後で最後に腹部の指圧に移ることを教えている。

これは健康者の腹部は圧診に際して圧痛を感じないのが普通であるが、病者の腹部は時に動悸があり、ひきつり（攣急）があり、結塊があり、虚したり実したりしていることが多く、圧診に際して疼痛を感じたり不快感を覚えるものである。従って腹部の指圧は、よほど慎重な態度で細心の注意を傾倒して行なわなければならない。

晋齋はこれに対して周到な配慮を払って次のように教えている。

『結塊や異常な動悸のある周囲をごく静かに指圧し、結塊等のある上は、いかにも〝静かに少し〟圧すような心持ちで解釈し、その後はごく静かに調摩をしなさい。早く効果を挙げようと、心をいらだち、結塊等の病上を強く圧すようなことは決してあってはならない。理外の変を生じて掌を反すような取り返しのつかない禍を来たすことがあるから、慎しんだ上にも慎しまなければならない』。

故にこの点に対してもとくに施術者として充分服膺しなければならないであろう。

晋齋の「按腹図解」分肋術・鉤腸術・降気術等では、髀経の衝門◑12 任脈の巨闕《こけつ》●14 上脘●13 中脘●12 建里●11 下脘●10 水分●9 神闕（臍上）●8 胃経の不容①19 承満①20 梁門①21 関門①22 大乙①23 滑肉門①24 天枢①25 腎経の幽門■21 通谷■20 陰都■19 石関■18 及び臍下の任脈に属する気海●6を推圧・調摩することになっている。（第九・十図参照）

これを私共の指圧療法では「の」の字に腹部全体を二十点・小腸八点母指腹で指圧し、さらに下行結腸部四点掌圧し、次いで両手掌を被術者の腹部上に揃えて指先で掻き寄せ手根で圧し返えす「大波小波法」を十回、両手掌で輪状掌圧十回、次に両手掌を臍を中心として腹部に当て前腕筋に力を入れて霊動十回、次に左右の前腸骨棘に両手掌を当て交互に圧して腹部臓器を調える法を施し、さらに左右の四指頭を臍の背部にある督脈の命門。を中心に第二、第三腰椎に当てて、こね上げる操作を三回、次に左右の腹側を絞るように撫で上げる操作を三回、さらに腹部正中線を右手掌より始めて交互に十回撫で下ろし（軽擦）最後に、臍上に両手掌を十字に重ねて霊動（振顫）を送って全身指圧を完了している。

勿論これは、日本指圧学校で教える基本操作であるから、実際患者の指圧治療に当っては、患者の病状に応じて手加減や所要時間を考慮し、常に患者の顔色や腹部の感触に関心を払い、臨機の処置をとるとともに、決して圧痛を感ぜしめるような圧し方をしないよう周到な注意を払うことが肝要である。

なお腹部疾患には指圧療法の禁忌症も少なくないのであるから、これらについては次に述べる成田博士著の「圧診と撮診」の文中『腹部の圧診』の項を勉強されて、これを常に脳裏に入れて毫も誤りないことを期していただきたい。

(七) 腹部の圧診

健康者の腹部は圧診に際して圧痛を感ずることはない。上腹部または腹部大動脈等は強く圧するときそこに不快感あるいは疼痛を感ずる程度である。しかしそこに何らかの異常のあるときは、次のような『圧診に際しての圧痛』を感ずるものである。

(1) **汎発性圧痛**――腹部全般に亘って圧痛を認める場合で、汎発性腹膜炎などにおいて顕著に現われる。これを触診をもって知りうるものである。

(2) **限局性圧痛**――圧痛が一定部位に限局してはいるが、それがとくに一点に集中していない場合は限局性圧痛である。一点に限られる特定の圧診点とは別個のものと考えられる。その部位を定めて罹患臓器に対し、大体の見当をつける推定の資料とすることができる。

イ 上胃部（心窩部）の圧痛――これは最も多く見られる所であるがその成因は簡単でない。胃幽門部または十二指腸の疾患、ことに胃及び十二指腸の広汎性炎症性病変のときにみる。その所在部位だけから考えて直ちに胃疾患とするのは早計である。上胃部には腹部交感神経の局所中枢である太陽神経節（腹腔神経節）があり、腹部疾患に際し刺激が求心的にそこに集り、他の腹部疾患の場合にも圧痛を訴えるのである。虫垂炎の初期症状として上胃部疼痛並びに圧痛あることは周知の通りである。腸潰瘍その他の小腸疾患・上腸間膜疾患・膵臓疾患は勿論、胆嚢・胆道の疾患をも考えられる。

ロ 右下肋部（右季肋部）の圧痛――肋骨弓下を含む右下肋部の圧痛は肋膜炎において現われるが、その他これがあればまず肝臓・胆嚢の疾患を考える。横隔膜下膿瘍・十二指腸・大腸・右の腎臓の疾患にもみる。

ハ　左下肋部（左季肋部）の圧痛＝＝肋骨弓下を含む左下肋部の圧痛は、まず胃噴門部またはこれに近い小彎部の疾患を考え、脾臓・左の腎臓・大腸・膵臓尾部の疾患を考える。

ニ　臍部の圧痛＝＝結核性腹膜炎に見ることが多い。その他、胃・十二指腸・横行結腸の疾患を始めとして小腸・大網の疾患にも現われる。腹部大動脈疾患にもみられる。蛔虫症は下行結腸部にみられることが多い。

ホ　右外腹部の圧痛＝＝その部の結核性腹膜炎にみること多く、上行結腸・小腸・右腎臓の疾患にもみられる。

ヘ　左外腹部の圧痛＝＝下行結腸・小腸・左腎臓の疾患に現われる。結核性腹膜炎に多い。

ト　下腹部の圧痛＝＝S状結腸・膀胱の疾患にみる。また子宮及び付属器疾患にみる。

チ　右腸骨窩部の圧痛＝＝盲腸・虫垂及びリンパ節の疾患にみる。そのなかでも最も重要なものは虫垂炎における場合である。

リ　左腸骨窩部の圧痛＝＝S状結腸及びその部のリンパ節の疾患にみる。

ヌ　腰部の圧痛――腰部において腎臓・腎盂《う》の疾患に際して、ことに腎臓周囲炎または腎石症において圧診点を認める。

(八)　胸腹部の圧診点

(1)　ムシー氏の肺圧診点

横隔膜肋膜炎の症状として、胸部の諸所に圧診点を挙げている。何れも横隔神経の走行に沿って体表面に近い所にある。この前胸部にある圧痛部位の一つとしては、胸鎖乳突筋の胸骨部と鎖骨部との間、即ち小鎖骨上窩にある胃経の気舎①[11]の経穴に当る所にある。この圧診点は肋膜炎、肺上葉の結核性病巣のあるときその患側に現われるから、これら疾患の早期診断に重要なる意義があると考えられている。

(2)　シュミット氏圧診点

初期肺尖結核或は初期喀血に際して、大鎖骨上窩、即ち胃経の欠盆①[12]の経穴部位において、腕神経叢に相当して圧診点を認める。この圧診点の成因は胸膜下にある肺尖の病巣が肺胸膜から体壁胸膜を侵し、さらに腕神経叢に波及した炎症によると考えられている。

(3)　胸骨圧診点

イ　小野寺氏胸骨点（気管支リンパ節点）――胸骨上第三肋間腔の高さ、即ち任脈の紫宮●[19]の経穴のある圧診点で、気管支リンパ節腫脹に現われるという。

ロ　津田氏（十二指腸潰瘍点）――胸骨第四肋間腔の高さ、即ち任脈の玉堂●[18]の経穴部位の圧診点で十二指腸潰瘍にみられるという。

(4)　肋間圧診点

イ　肋間神経圧診点――肋間神経痛の圧診点は、胸骨点（胸骨側縁）即ち胸部を通っている腎経の走路、側胸点即ち側胸部を通っている胆経の走路、脊柱点（脊柱のわき）即ち膀胱経第二行の走路、腹壁点（腹直筋外縁）即ち腹部を通っている胃経の走路に一致して圧痛点がみられる。しかし、この圧診点は肋間筋リウマチ・乳房痛・心臓痛・胃痛・肺炎・肋膜炎・胸腔内腫瘍・肝臓または胆道疾患等の場合にも現われることがあるから、肋間神経痛の診断を下すには慎重な注意が必要である。

ロ　小野寺氏肺圧診点――第二・第三肋骨間腔で胸骨に近く、二〜三センチの辺へ圧診点がある。肺・胸膜及び気管支に異常があると思われる人にみられる。ここを一〜二分間圧迫すると肺活量が殖えたり、軽い気管支喘息発作が治ることがある。

ハ　成田氏胸膜圧診点――肋膜炎患者で罹患側の第六肋間腔で乳房の外下方に当って圧診点の現われることを成田夬介先生は認めている。

(5)　ボルゲス氏の筋圧痛

ボルゲス氏は肺に病巣があれば、それと脊髄分節的に関係のある同側の筋肉に限局性の圧痛あることを述べ、肺尖結核において僧帽筋に、時としては胸鎖乳突筋に、その病巣の大なる場合には斜角筋・大胸筋・肋間筋・肩部の諸筋に、病巣が肺下部にある時には腰部にあるという。

(6) 上胃部（心窩部）圧診点

イ 胃、十二指腸圧診点――上胃部の正中線上半または左側に偏するほど潰瘍の位置が幽門に遠く、噴門に近い。これに反して正中線の下方または右側に近いほど、その位置は幽門または十二指腸にあるといわれている。

ロ ボアス氏腹部圧診点――胃潰瘍に際し上胃部の正中線上に圧診点があるという。

(7) 下肋部（季肋部）の圧診点

イ 小野寺氏肋間胆道疾患圧診点――下肋部で右側第六肋間腔以下の各肋間腔で、肋骨弓より三～四センチ隔った所にある圧診点で、右肋骨弓上縁に近く一列に連なる。その最下端のものは第十二肋骨の下縁にも及ぶ。これらは肝臓・胆道胆囊疾患において検出される。

ロ 小野寺氏胆囊圧診点――右鎖骨中央線と肋骨弓との交叉点の直ぐ内側にあるが、指先を肋骨内面に沿って横隔膜を突くような心持ちで内上方へやや強く圧すのである。

(8) **臍部の圧診点**

キュンメル氏圧診点＝臍の直下又は左下方一～二センチの処にあり、虫垂炎にみられる。

(9) **右腸骨窩の圧診点**

虫垂の存在する部位即ち右腸骨窩或は回盲部においていろいろの圧診点が挙げられている。即ちランツ氏点・クラドウ氏点・レンツマン氏点・マック＝バーネー氏点・モンロー氏点・モリス氏点等があり、これらを図示すれば第二十一図の通りである。

〈第二十一図〉

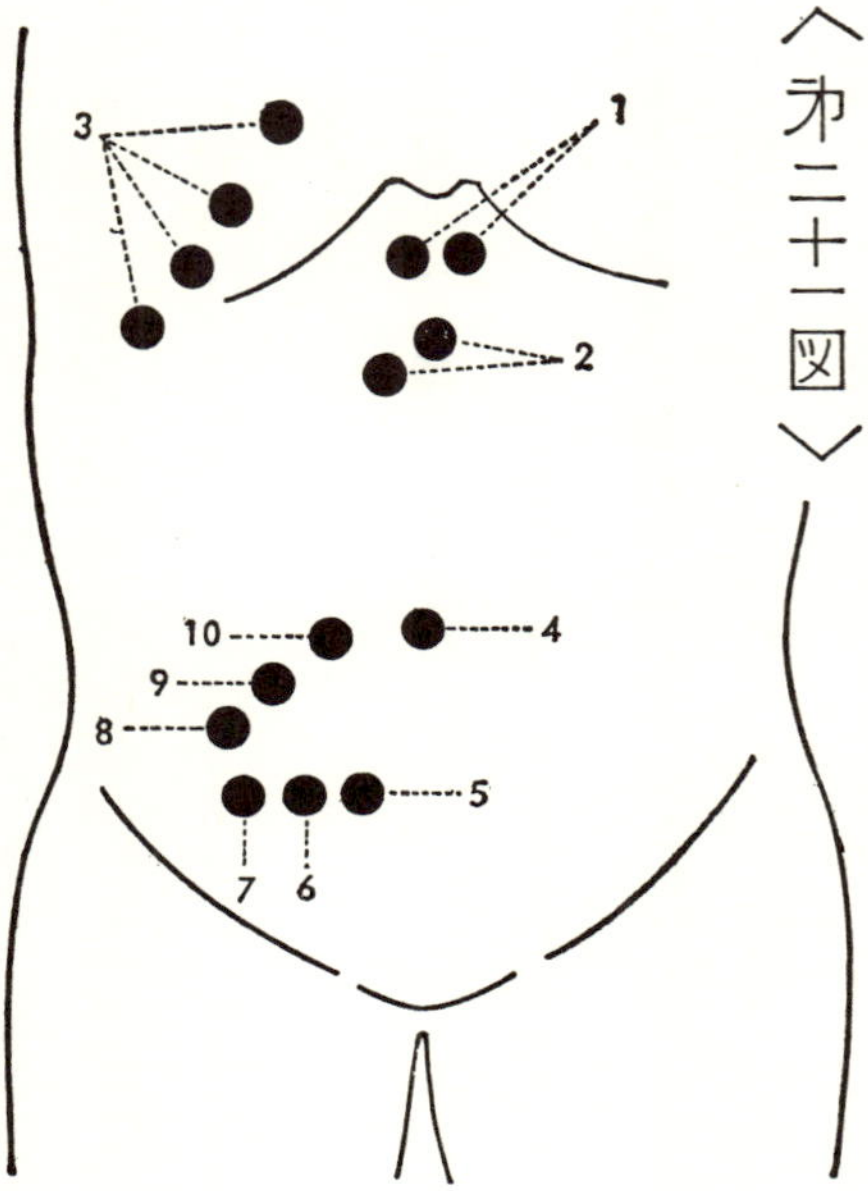

1. 腹部胃潰瘍圧診点
2. 腹部十二指腸潰瘍圧診点
3. 小野寺氏肋間胆道疾患圧診点
4. キュンメル氏点
5. ランツ氏点
6. グラドウ氏点
7. レンツマン氏点
8. マックバーネー氏点
9. モンロー氏点
10. モリス氏点

(九) 募穴について

経絡施術においては、背部を通っている膀胱経第二行にある経穴と、胸腹部にある募穴に対してとくに重要視している。即ち背部にある経穴は五臓六腑の陽穴であり、胸腹部にある募穴は五臓六腑の陰穴であるといわれ、機能的には相関関係にあり、胸腹部の臓器に異常があるときは、これらの経穴にも知覚過敏があったり硬結、緊張等の異常が現われてくる。なお、同じ臓腑の名称のついた手や足の経絡にも関連性が認められる。

以上の実情は、指圧療法に薀蓄のある施術者の体験済みの事がらであり、被術者である患者が施術に当って、背部の施術を受けている間に胸腹部の痛みが緩和したり、手足の施術を受けている間に腹部内臓の蠕動運動が始まって、腹部内臓が快調に向うこと等を申し出ている幾多の実例も少なくない。

この募穴と俞穴との関係を図示すれば次頁第二十二図の通りであるが、これは自律神経と内臓の関連としても窺えるものである。

(第二篇　了)

（注）
△25京門は背部第十二肋骨
（浮肋骨）の先端にある。

〈第二十二図〉

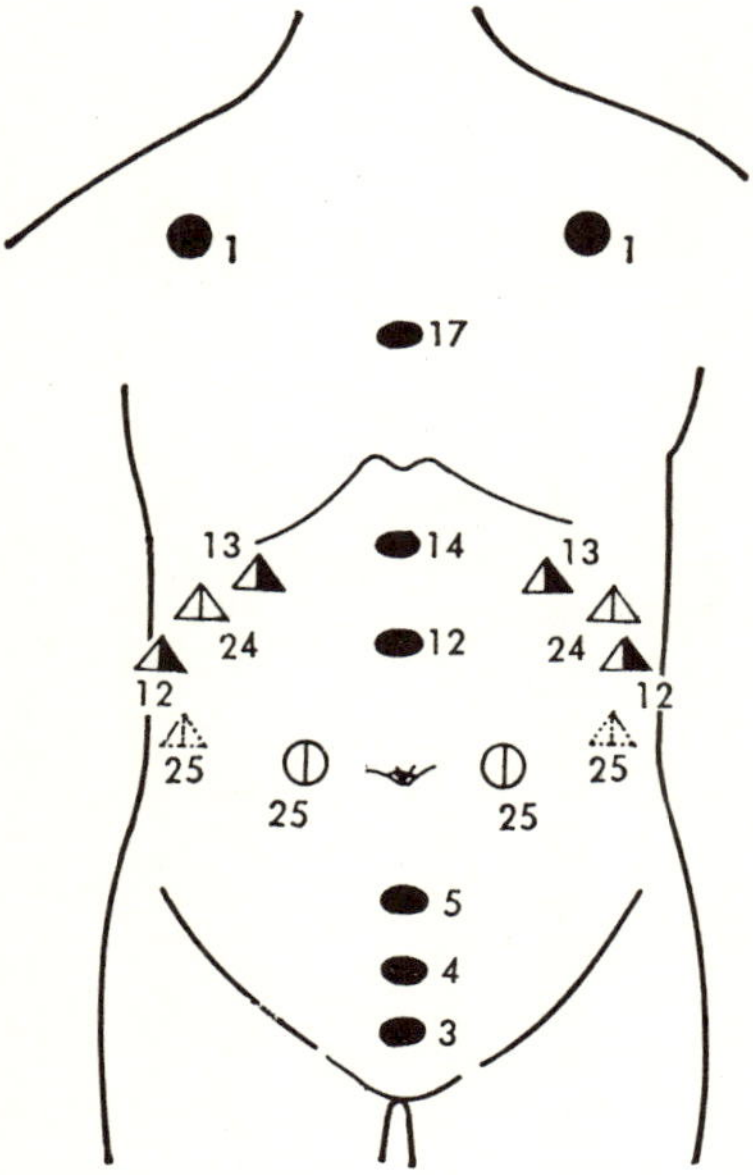

〔兪穴と募穴の関係〕

経絡名	兪　　穴	募　　穴
肺　経	肺　兪◫12	中府●1
心包経	厥陰兪◫13	膻中⬬17
心　経	心　兪◫14	巨闕⬬14
肝　経	肝　兪◫16	期門◭13
胆　経	胆　兪◫17	日月△24
脾　経	脾　兪◫18	章門◭12
胃　経	胃　兪◫19	中脘⬬12
三焦経	三焦兪◫20	石門⬬5
腎　経	腎　兪◫21	京門△25
大腸経	大腸兪◫22	天枢⦶25
小腸経	小腸兪◫23	関元⬬4
膀胱経	膀胱兪◫24	中極⬬3

＊84頁の図と対照されたい。

第三篇

指圧と経絡応病治療法

一、指圧療法とは

『指圧療法は柔道の活法、導引、古来のあんま療法より発展した独特の経験施術であるが、大正初期、米国の各種整体療術の学理と手法を吸収して今日に至った手法である』と厚生省医務局医事課編「指圧の理論と実技」総説に記載してあるが如く、古今東西の手技の長所と認むべきものを採択して、全身の体表を系統的に、例えば浪越式指圧療法の如く、左横臥・右横臥・左後体部・右後体部・脊柱調整・左下肢・左上肢・右下肢・右上肢・頭部・顔面・胸部・腹部の順序に従い、主として母指で圧しつつ、押圧部位の健否を敏感な母指の触覚で察知しながら、これに適合する圧を施すものであって、時に触手程度の場合もあれば、また上半身の重みを母指にかけて強圧を加える場合もあるが、要は被術者の全身状態の調和を図ることを念頭において圧の手加減を考慮して被術者の身体に適合した臨機の指圧が望ましいのである。

指圧療法の手技手法は主として母指による漸増漸減の一点圧が基本的なものであるが、この変化した複合圧が一般に用いられている。即ち快圧の通常圧法、緩圧法、衝圧法、持続圧法等が適宜に組合わされている。

指圧療法の生体に及ぼす作用機転、即ち治効として第一に挙げられることは『圧反射の喚起』である。

頭部や胸腹部の臓器に異常変調がある場合は、連関痛の一つである内臓運動反射として体表の一定部位、とくに脊柱の両側に筋の緊張や硬結が見られる。この筋の緊張状態や硬結を指圧による全身操作に当って母指により探求して、硬結即ち凝りを、指圧により緩解して反射的の反応を起して、臓器の変調の正常化を図るのである。

第二は循環系機能の正常化であって、指圧による全身操作を行なうことによって血液、リンパの循環が促進せられて諸種の老廃物、病的産物、組織内出血などが吸収排除され、生体に備わっている自然癒能力を喚起して健康に導くものである。その他骨格の矯正、筋組織の柔軟、神経機能の調和、内分泌系の化学的または液体性の調節、皮膚機能の活発化を促し、生命力の賦活に貢献する最古最新の療法であるといっても過言ではないと信ずる。なお、指圧療法は単なる刺激療法ではないということをも念頭に入れ、指や手そのものについての認識を深めていただきたい。

指の指紋部には紋理があり、紋理の小稜には鋭敏な触覚の受容器であるマイスネル触小体が非常に多く集っていることは、解剖学上よりみても明らかな事実である。このマイスネル触小体は、ただ単に触覚を司どるばかりでなく、絶えず微動を起し、殺菌作用をなす微分子を放出しているということが唱えられている。大昔、病気になると直ちに「手当て」をする触手療法が治療として重要視せられていたのもこれに起因するのではなかろうか。指圧療法は理論の修得と相俟ち、手指の撓ゆまざる修練、鍛錬が必要で、指頭に心眼を開く域に到達することによって、治病効果を一層高めることができると考えるので、不断の御精進を切望する次第である。

次に、現在各国で行なわれている手技療術の種類について簡単に説明しておく。

(一) 日本における手技療法

日本における手技療法は、漢方医学の一分科として起った中国の「按腹導引」の法が、あん摩術として伝来したものに始まるが、これは現代の〝あん摩〟とは異なり、東洋医学の根源である経絡経穴を論拠とした、いわゆる栄衛二気（気と血）の交流を過不足なく循環せしめる目的、即ち生体のもつ自然癒能力を発揮せしめようとするものであった。

これが現代までに、あん摩、はり、灸、柔道整復、マッサージ、指圧として、それぞれの分野に分れて独自の発達を遂げてきた。厚生省ではこれらの療術を、あん摩師、マッサージ師、指圧師、はり師、灸師、柔道整復師として法的に認めているが、これらは大略次のように定義づけられている。（厚生省医務局医事課編「指圧の理論と実技」「あん摩の理

論と実技」参照）

指圧法の定義

指圧法とは、徒手で指母、手掌等を用い体表の一定部位を押圧して生体の変調を矯正し、健康の維持増進をはかり、または特定の疾病治癒に寄与する施術である。

あん摩術の定義

あん摩術は徒手による力学的（器械的）刺激を生体に及ぼし、一定の生体反応を生ぜしめて、生体の示す変調を矯正し、または疾病治癒に寄与する方法である。

あん摩術を構成する手技は、日本古来のあん摩法、マッサージ、指圧等の施術法を包含して成立したものである。

日本古来のあん摩法

五臓六腑を候《うかが》い、督脈を解釈し、任脈の流れ―巨里動（心搏動、腹大動脈の搏動）―を調え、十四経の流れにそうて施術し、とくに各経の臨床意義ある経穴―原穴、俞穴、絡穴、井、栄、俞、経、合（五腧穴）―に虚実に応じて補（摩）瀉（按）の両術を加えてゆく。これが古来のあん摩なのである。

マッサージ

マッサージは近世フランスに起り、明治中期に日本に輸入された施術であって、学理研究の結果医療上重要性が認められ、医療補助施術として広く医療、保健衛生面に応用されている。

はり、灸（省略）

導　引

初め『導引按蹻』として中国より日本に渡ってきた手法で、一種の心身鍛錬法であるが、その方法は「大気を導いて体内に引き入れ、深く呼吸し、心を鎮め、欲を制する」ことを目的とし、各個人が自ら運動して、新陳代謝を活発にし、身体を鍛え、心身を明朗にして不老長寿の仙境に達することを理想とした呼吸運動法の一種である。

㈡　米国の各種整体療術

オステオパシー　一八七四年アメリカの医師スチルという人が提唱したもので、「オス」は骨という意味で、「パシー」は患いという意味をもったものである。脊柱や骨格を矯正して身体の機能を順調にして健康に導く療法である。

カイロプラクティック

一八九六年アメリカのパルマーという人が提唱したもので、「カイロ」とは〝手〟「プラクティック」とは行なうという意味で、手技療術の意である。主として脊柱の匡正を行なって脊髄から出ている脊髄神経や、これと交通のある内臓への自律神経の支配影響を順調にしようとするものである。

スポンジロセラピー

一九一〇年アメリカのエプラムという医師がいい出した〝用手療法〟である。「スポンジロ」は「脊椎骨の」という意味である。わが国では「脊髄反射療法」という名が通っている。刺激を脊髄中枢に伝導させて反射的に脊髄神経や内臓への自律神経の支配整調をねらうのが目的である。

㈢ 経絡（東洋医学の伝法）

全身には十二正経と八奇脈が通っているといわれる。個有の経穴が定められているのは十二正経と奇脈である任脈・督脈で全身に六五七の経穴がある。

本書は主としてこの経絡のツボによって指圧点を解説したが、便宜上次のような符号で経穴を明示してある。これは著者独特の図示法である。

手の太陰肺経に属する経穴は●、手の陽明大腸経は○、足の陽明胃経は⌽、足の太陰脾経は◑、手の少陰心経は■、手の太陽小腸経は□、足の太陽膀胱経は⎅、足の少陰腎経は◨、手の厥陰心包経は▲、手の少陽三焦経は△、足の少陽胆経は⏃、足の厥陰肝経

は▲、督脈は○、任脈は●

二、指圧療法の禁忌症

術者としては、指圧療法の『禁忌症』をよくわきまえて事に当り善処することが肝要である。次にその大要を記して参考とする。

(一) 急性の炎症疾患

法定伝染病（ペスト・コレラ・赤痢（疫痢を含む）・天然痘・腸チフス・発疹チフス・猩紅熱《しょうこうねつ》・ジフテリヤ・パラチフス・流行性脳脊髄膜炎・日本脳炎の十一種）及び指定伝染病（急性灰白髄炎（またはポリオ）脊髄性小児麻痺＝昭和三四・六・一五厚生大臣指定）届出伝染病（インフルエンザ・狂犬病・炭疽・伝染性下痢症・百日咳・麻疹・破傷風・マラリヤ・恙虫病・フィラリヤ病・黄熱・回帰熱）

(二) 慢性の伝染病

肺結核症・性病（梅毒・軟性下疳・淋疾・第四性病＝鼠径リンパ肉芽腫）・癩病・疥癬等

(三) 外からの刺激で出血を起し易い疾患

紫斑病・白血病・胃潰瘍・十二指腸潰瘍・動脈瘤・皮膚の潰瘍等

㈣　**重症の内臓疾患**

心臓・肺臓・腎臓・肝臓等の重症疾患

㈤　**その他**

癌（胃癌・子宮癌・肝癌・直腸癌・食道癌等）、肉腫（骨肉腫・軟骨肉腫等）、骨折の直後、腸捻転（イレウス）

以上述べた中には術者の経験と知識によって臨機応変、適切な処置を期待する場合もあるが、概ね禁忌として扱うことが無難である。

三、指圧療法の適応症

指圧療法の適応症は内因性の病気（自律神経系や内分泌系の調節の違和による病気）が主体である。

㈠　**消化器系疾患**

胃腸のアトニー、胃下垂、常習便秘、胃酸過多症、慢性胃カタル、慢性腸カタル、神経性胃痛（胃痙攣）

(二) **循環器系疾患**

血液リンパの循環障害（貧血・充血・欝血・水腫・浮腫等）、高血圧症（血圧亢進症）

(三) **神経系疾患**

脳卒中の後遺症、小児麻痺の後遺症、神経痛（坐骨神経痛・三叉神経痛・肋間神経痛・歯痛・上肢の神経痛・腰神経痛等）、五十肩（肩関節周囲炎）、頭痛、神経症、ヒステリー、麻痺（末梢性顔面神経麻痺、上肢の神経麻痺等）

(四) **呼吸器系疾患**

気管支性喘息、感冒（かぜ）、咳嗽《がいそう》（せき）、鼻出血（衂血《じくけつ》）等

(五) **運動系疾患**

肩こり、リウマチ（関節リウマチ・筋肉リウマチ）骨折の整復後の後療法、脱臼整復後の後療法、捻挫、打撲（挫傷）、漿液性関節炎、腓腹筋の痙攣、書痙、筋疲労等

(六) **泌尿器生殖器系疾患**

軽度の腎臓病、夜尿症、乳汁欠乏症等

(七) **新陳代謝異常及び内分泌系疾患**

糖尿病、脚気、バセドウ病等

(八) **感覚器系疾患**

鼻炎、副鼻腔炎

四、消化器系疾患の治療法

指圧療法は、原則として指圧による全身操作を行なって生体に備わる自然癒能力を喚起すると共に、患者の体表に現われた筋の硬結（内臓運動反射の現われ）や過敏圧痛点（内臓知覚反射の現われ）等を触覚の鋭敏な母指で探知し、その箇所をとくに入念な快圧の通常圧法、緩圧法、或は持続圧法等を用いて、圧反射を喚び起し、これらの凝りや圧痛点を緩解することによって治病の効果を挙げるものである。

消化器系の疾患は申すまでもなく何病でも、指圧療法の効果として最初に顕われるよい現象は食欲の増進、睡眠の佳良、便通の快調、即ち快食、快眠、快通の健康の三原則がみられる。故に消化器の機能が正常に活動してくれれば、全身の各器官も整調となり、いわゆる生命の賦活に貢献することになる。

しかしながら消化器系の疾患は多種多様にして、時に赤痢、疫痢、腸チフス等の如き法定伝染病もあれば、激しい腹痛を伴う急性炎症を起して一命に関係する急性虫垂炎、腸捻転、急性膵臓炎（膵臓壊死《えし》）のような指圧の禁忌症も数多くあるから、腹部に激しい疼痛や発熱を訴えた場合には一応医師の診察を受けしめるよう配慮することが望ましい。

また、消化器系の疾患には、とくに食事の注意が必要である。これについては、『消化器に関する疾病は食餌療法と指圧療法が最も理想的であり、その内臓筋を活躍せしめて根本より治癒させることができる。本当の意味での体質の改造ともなり得るのである。病弱児の多くは胃腸疾患に依るものであるから、世の親たるもの是非正しい食餌と指圧療法を応用して健全な第二国民を養育せられんことを希望する』と、医学博士栗山三郎先生は浪越先生共著『指圧療法全書』中に述べられている。

(一) 健康増進法

健康の条件は全身の筋肉が柔軟で、弾力性があり、快食、快眠、快通、快働、快笑の健康五大条件が完備することであり、これが備われば万病を予防し、健全な生活を営むことができる。健康増進の方法としてまず胃腸を健康にすることが先決問題である。この解決は健康中においても定期的に全身指圧を受け、適宜の運動と休養をなし、また前述の如く、適当に栄養を摂取する食餌療法に留意すべきである。

指圧の全身操作は主として母指を用い、前頸部及び腹部指圧はとくに慎重を期して行なっていただきたい。背部指圧は指頭に上半身の重みを加えて圧すのであるが、一般に一圧一圧ごとに母指の鋭敏な触覚を働かせ、押圧部位の健否を察し、その手応えによって時には触手程度の軽圧もあれば、時には母指に上半身の重みを加えた強圧もあるが、要は被術者の身体に適合した押圧が望ましいのである。

指圧療法の順序は、施術者によって多少の相違はあるが、私たちは休養の場合まず横になるという点からみても、最初、横臥位から始めるのが適当ではなかろうか。日本指圧学校「浪越式指圧療法」では左の順序によって行なっている。

(1) **左横臥位** 指圧部位は左側の前頸部、側頸部、項窩、後頸部、肩甲上部、肩甲間部、肩甲下部、腰部、骨盤上縁

(2) **右横臥位** 指圧部位は(1)に同じ、ただし右側。

(3) **伏臥位** 後頭部、項窩、後頸部、肩甲上部、肩甲間部、背部（肩甲下部・腰部）、腸骨稜に沿った横腹部、仙骨部、殿部、大腿後側、膝窩、下腿後側部、足の関節部、足底、ただし肩甲上部以下は最初は左を行ない、終ったら右側に移る。

(4) **仰臥位** 次の如く、左下肢、左上肢、右下肢、右上肢、頭部、顔面、胸部、腹部の順に行なう。

イ 下肢＝鼠径部、大腿上側、大腿内側、大腿外側、膝関節、足三里、下腿内～外側、足の関節、足背（足の甲）、足の指（趾）

ロ 上肢＝腋窩部、上腕内側、肘関節、前腕内側、手の関節、腕の附根《つけね》（肩関節部・

鎖骨下窩部)、上腕外側、手三里、前腕外側、手背部、指、手掌部

ハ　頭部＝前頭部、頭頂部、側頭部

ニ　顔面部＝前額部、内眼角部、鼻側部、頬部、耳辺部、眼窩下縁、眼窩上縁、頬骨弓上縁、眼球掌圧

ホ　胸部＝胸骨部、肋間部

ヘ　腹部＝①触察（手掌圧)、②『の』の字の指圧＝『の』の字型に次の20点を母指腹圧＝心窩部・腹部正中線（四点)・膀胱部・右腸骨内縁部（虫垂、盲腸)・上行結腸部・右下肋部（肝胆右腎の三点)、左下肋部（腸膵脾左腎の四点)・下行結腸部・右腸骨内縁部（S状結腸)、直腸部（膀胱部に同じ)、③小腸八点圧（臍の周辺部)、④左側腹部（掌圧）⑤腹部全体運動（五五頁・七二頁の図参照)

㈡　口内炎

口内炎は急性、慢性の胃カタルの延長として起る場合が多いが、乳幼児にあっては、栄養失調症や感冒、肺炎、麻疹、猩紅熱等の急性伝染病に併発する口腔粘膜、舌及び歯肉の細菌性炎症として起る。医師による薬物療法も必要であるが、指圧療法も効果がある。

＜指圧による治療法＞

指圧による全身操作を行ない、自然癒能力を喚起し、次の部位に重点をおいて入念な漸増漸減の通常圧法或は緩圧法を行なう。

＜経絡の重点的経穴＞

(1) 脊柱部（身柱○[11] 神道○[10]）

(2) 肩甲下部（肝俞◫[16] 魂門◫[43] 胆俞◫[17] 陽綱◫[44] 脾俞◫[18] 意舎◫[45] 胃俞◫[19] 胃倉◫[46] 三焦俞◫[20] 肓門◫[47]）

(3) 腹部（上脘●[13] 中脘●[12] 下脘●[10] 不容⦶[19] 承満⦶[20] 梁門⦶[21] 太乙⦶[23] 滑肉門⦶[24] 天枢⦶[25]）

(4) 前頸部（人迎⦶[9] 水突⦶[10] 気舎⦶[11]）

(5) 側頸部（天鼎○[17] 扶突○[18] 天窓□[16] 天容□[17]）

(6) 口の周辺（禾髎○[19] 迎香○[20] 地倉⦶[4] 水溝○[25] 兌端○[26] 承漿●[24] 大迎⦶[5]）

幼児に対しては快感程度の、痛みを感じない静かな指圧を短時間行なうこと。

＜参　考＞

(1) 口内炎の主徴＝鵞《が》口瘡《こうそう》（鵞口瘡菌により起る。主として栄養失調症の乳幼児にくる）

(2) 症状＝口腔粘膜（ことに舌頬部内面等に生ずる白色の小斑点である）として口内粘膜、或は舌の周辺、喉頭等に小さい白色の円斑または乳汁の滓のような沈着物を生じ、食物及び唾液嚥下に灼熱的疼痛を訴え、消化障害を起す。

(三) 慢性胃カタル (慢性胃炎)

慢性胃カタルには肥厚性胃炎と萎縮性胃炎とがある。我が国民に最も多い病症で、普通胃弱とか胃病といっているものの多くは本症である。

(1) 肥厚性胃炎は過酸症状(むねやけ・酸性おくび等)を訴え、上胃部(心窩部)疼痛、ことに飢餓時痛等を主訴とし、便秘がちになり易い。食欲は普通で、舌苔を生ずることは稀である。

(2) 萎縮性胃炎は多くは食欲不振となり胃部の圧重感、膨満感を訴え、貧血及び下痢等を伴うことがしばしばあり神経衰弱様の状態に陥ることもある。胃痛はあまりない。

(3) 一般に下痢は、腸蠕動が異常亢進するために起るものである。また便秘は、腸の蠕動運動が抑制され、便の排出力が弱るために起る場合が多い。

〈指圧による治療法〉

指圧による全身操作を行ない、自然癒能力を喚起し、とくに前頸部は次の経絡部位に重点をおいて入念に漸増漸減の通常圧法、緩圧法の快圧を行なう。

(1) 腹部は指圧及び掌圧をくりかえし行なうが、手加減にとくに慎重な注意を払い、患者に気持ちのよい感じを与え、圧痛を感ぜしめないように留意する。

(2) そのほか下痢や便秘を伴う場合は、腰部・仙骨部・大殿部　及び下行結腸・S状結腸部を入念に施術して自律神経の機能の正常に努める。

＜経絡の重点的経穴＞

(1) 前頸部（人迎⌽9　水突⌽10　気舎⌽11）
(2) 肩甲間部（膏肓◫39　神道○10　霊台○9　至陽○8　筋縮○7）
(3) 肩甲下部（肝俞◫16　胆俞◫17　脾俞◫18　胃俞◫19　胃倉◫46）
(4) 腰部（三焦俞◫20　腎俞◫21　大腸俞◫22）
(5) 仙骨部（小腸俞◫23　上髎◫27　次髎◫28　中髎◫29　下髎◫30）
(6) 腹部（不容⌽19　承満⌽20　梁門⌽21　関門⌽22　太乙⌽23　天枢⌽25　大横◑15　腹哀◑16　陰都◨19　通谷◨20　日月△24　鳩尾⬬15　上脘⬬13　中脘⬬12　建里⬬11　下脘⬬10　気海⬬6　関元⬬4）

＜参　考＞

(1) 胃カタルは胃粘膜の炎症疾患の総称で、経過によって急性及び慢性に大別する。急性症は指圧の禁忌症として取扱うことが望ましい。
(2) 症状＝急性症は急激な悪心、嘔吐、曖気、煩渇等の諸症状が現われ、軽度の発熱、舌苔、口臭等が認められ、上胃部（心窩部）に疼痛並びに圧重感があり、眩暈（めまい）等もあり、食欲不振に陥る。急性胃カタルより慢性胃カタルに移行するのが本症の通例で、姑息な方法で痛みが止ったと思っているると、慢性となっているのである。

(3) **胃カタルの原因＝暴飲暴食、腐敗食品の摂取、寒熱極端な飲食物の摂取、不消化物の多量摂取、その他感冒、伝染病、食物に対する特異体質が原因となる。**

(四) 胃下垂

胃の位置は正常では横隔膜下及び肝臓下で、左下肋部（季肋部）に大半があり、下端は凡そ臍部に達する。胃下垂ではこの正常位に異常を来たし、胃の下端が臍下、甚だしきは骨盤内にまで達する。胃下垂といっても食道に異常のない限り噴門部は下垂することなく幽門部の下垂によって起る。胃下垂の場合、胃のみならず腸下垂を伴うことが多い。なお肝、脾、腎等の臓器の下垂を認めることがある。これを内臓下垂症という。一般に女性に多い。これは慢性であるが予後（疾病の経過及び結果を予測すること）は一般に悪くない。

＜指圧による治療法＞

(1) 全身操作を行ない、体質を改善し、賦活力を喚起し、身体の調和を回復させる。

(2) 左記の経穴部位に重点をおいて入念な漸増漸減の通常圧法・緩圧法を行う。

(3) 一週に二～三回定期的に施術することが望ましい。

＜経絡の重点的経穴＞

(1)　前頸部（人迎⦶[9]　水突⦶[10]　気舎⦶[11]）

(2)　肩甲上部（肩井⚠[21]　天髎△[15]　巨骨○[16]　秉風□[12]　曲垣□[13]　肩外俞□[14]　肩中俞□[15]）

(3)　肩甲間部（附分◫[37]　魄戸◫[38]　膏肓◫[39]　神堂◫[40]　譩譆◫[41]）

(4)　肩甲下部（膈俞◫[15]　肝俞◫[16]　胆俞◫[17]　脾俞◫[18]　胃俞◫[19]　三焦俞◫[20]）

(5)　腰部（命門○[4]　腎俞◫[21]　志室◫[48]　大腸俞◫[22]　京門⚠[25]　帯脈⚠[26]　五枢⚠[27]　維道⚠[28]　居髎⚠[29]）

(6)　腹部（上脘⬬[13]　中脘⬬[12]　下脘⬬[10]　気海⬬[6]　関元⬬[4]　承満⦶[20]　太乙⦶[23]　天枢⦶[25]　大巨⦶[27]）

(7)　下肢（気衝⦶[30]　髀関⦶[31]　伏兎⦶[32]　陰市⦶[33]　梁丘⦶[34]　三里⦶[36]　衝陽⦶[42]　解谿⦶[41]）

＜参　考＞

(1)　胃下垂の症状は、胃部の圧重感、膨満感、噯気（おくび）等があり、頭痛や不眠のような、神経症状を呈することが多い。

(2)　一般に胃部の陥凹《かんおう》と臍部、下腹部のとくに左側に著しい膨隆をみる。

(3)　圧痛はないが拍水音を認めることがある。最も確実なのはレントゲン透視による。

(五)　胃アトニー症（胃筋衰弱症）

胃の筋の緊張力の衰弱した状態で、胃の蠕動運動も同時に多少減弱するのを常とする。

食後胃部に膨満感、圧迫感、圧重感があり、頭痛や眩暈（めまい）等の神経症状があらわれることもある。食後に振水音が著明に認められる。

＜指圧による治療法＞

(1) 全身操作を入念に行ない、自然癒能力の喚起に努め、体質の改善を図る。

(2) 指圧の重点部位は胃下垂の項を参照せられたい。

＜経絡の重点的経穴＞

胃下垂の項参照

＜参　考＞

胃アトニー症の原因は、アトニー性体質（無力性体質）、過剰な飲食、下剤や麻薬（モルヒネ　アトロピン・ピロカルピン）等の濫用などが原因となるほか、神経症として、また他の胃腸疾患の続発症として来ることがある。

(六) 胃　拡　張

粗食の過食により、胃の機能が弱って拡張したり、或は幽門部の狭窄のため腸の方へ食物を送ることが困難になり、胃中に食物が停滞して起ることがある。何れも胃筋が弛んで収縮力が弱った病で、嘔吐は本症の重要な徴候である。

＜指圧による治療法＞

癌や潰瘍による幽門狭窄を起しているものは〝指圧の禁忌〟であるが、普通の胃拡張に対して、全身操作を入念に行なって自然癒能力を喚起し、左記の部位に対してはとくに重点的に漸増漸減の通常圧法・緩圧法を行なう。

＜経絡の重点的経穴＞

前頸部、側頸部、後頸部、項窩、肩甲上部、肩甲間部、肩甲下部、腰部、腹部、下肢

前項参照

＜参　考＞

(1) 胃拡張の原因＝過食、過飲して、運動不足のため胃の機能の低下によるものと、諸種の病気により幽門部の狭窄のために起る。

(2) 症状＝胃部の膨隆が著明で拍水音があり、皮膚は乾燥し、筋肉は弛緩し、体温は常温以下になり易く、胃部運動機能は低下し、栄養障害を来たす。悪臭ある噯気（おくび）があり、自覚的症状としては口渇、胃部圧重感、便秘、嘔吐、尿量減少、消化不良等の主訴がある。

(七) 胃酸過多症（過酸症）

自律神経の違和により生ずることが多く、胃潰瘍の前駆症とみられる病気である。

＜指圧による治療法＞

全身操作を行ない自然癒能力を喚起して、全身状態の調和を図り、とくに左記の部位に重点をおいて漸増漸減の通常圧法・緩圧法を入念に行なう。

前頸部、肩甲上部、肩甲間部、肩甲下部、腹部、後頸部、項部

＜経絡の重点的経穴＞

(1) 前頸部（人迎⦶[9] 水突⦶[10] 気舎⦶[11]）　(2) 項部（天柱◫[9] 風池⚠[20] 瘂門○[14] 風府○[15]）

(3) 肩甲上部（肩井⚠[21] 天髎△[15]）　(4) 肩甲間部（膏肓◫[39]）

(5) 肩甲下部（膈俞◫[15] 肝俞◫[16] 胆俞◫[17] 脾俞◫[18] 胃俞◫[19] 胃倉◫[46]）

(6) 腹部（承満⦶[20] 梁門⦶[21] 天枢⦶[25] 陰都◨[19] 日月⚠[24] 鳩尾●[15] 上脘●[13] 下脘●[10] 建里●[11]）

＜参　考＞

(1) 胃酸過多症の原因＝その人の素質にもよるが、含水炭素性食品の多食、歯の悪い者、早や食いをする者、茶、煙草、酒等を多量に飲用するものが罹り易い。

(2) 病状＝嘈囃《そうそう》（むねやけ）がして、酸性噯気が出て口渇し、上胃部（心窩部）が空腹時に疼痛を発し、摂取によって一時的の緩解をみる。便秘がちになり易い。

(八) 胃液欠乏症 (胃液欠如症)

生まれつき胃の機能が弱い者、老人や極度の栄養失調にもみられ、急性伝染病、悪性貧血、結核、糖尿病、胃癌など消耗性疾患などによって起ることもあり、神経症のこともある。食欲不振、上腹部圧迫感があり、下痢、嘔吐、胃痛、消化不良を伴い、不眠、頭痛などの神経症状をもみることが多い。

〈指圧による治療法〉

(1) 全身操作を行なって生体に備わっている自然癒能力を喚起し、自律神経系や内分泌系の整調を図ること。

(2) 指圧の重点部位は胃酸過多症に同じ。

(九) 神経性胃痛 (胃痙攣)

胃壁の平滑筋の攣縮の加重に起因する腹痛であって発作的に起る。数分間乃至数時間の間隔をもって周期的に反復するのが常で、発作が終ればば疼痛は去る。疼痛の強さは激痛から鈍痛に至るまでさまざまである。器質的変化は認められない。

〈指圧による治療法〉

(1) 激痛の場合は身体を海老のように屈げて苦しむのが普通である。それで、左横臥の姿勢で、前頸部をやや強めに指圧し、迷走神経の違和を解き、次いで肩甲上部、肩甲間部より肩甲下部まで、左脊柱筋の強圧を繰返し行なって、脊柱筋の緊迫硬結を緩解する。

(2) 疼痛が容易に緩解しない場合は左肘関節の小指側（尺側）の少海■[3]及び曲池○[11]、三里○[10]を強圧して痛みの誘導をなす。

(3) 大腿上側の膝蓋骨の上方、二横指の位置にある梁丘①[34]は胃経の郄穴でこの部の強圧も効果がある。

(4) 全身操作は大体痛みが緩解してから行なう。とくに肩甲上部、肩甲間部、肩甲下部及び腹部の指圧、掌圧を入念に行なう。

(5) なお、胃痙攣の発作を起し易い患者は、平素全身操作を一週二〜三回定期的に行なって、体質の改善に留意することが望ましい。

＜参　考＞

(1) 本症の原因＝長時間の寒冷刺激、精神の過労、食餌の刺激、他の内臓からの反射刺激等が原因となることがある。元来、神経性素質の人にくることが多い。

(2) 症状＝前駆症として胃部の圧重、悪心、頭痛を伴うことがあり、上腹部から左側の背部への激痛を訴える。なお嘔吐を伴う場合もあり、反射性の胃や腹壁の緊張をみ、体位は前屈し、顔面は蒼白となり、不安の念に駆られ、体肢の厥冷をみる。

(三) 黄疸（おうだん）

胆汁色素がいろいろの機転により血液内に病的に多量に現われ、身体の組織が黄色に着色する。

＜指圧による治療法＞

(1) 全身操作を入念に行なって自然癒能力を喚起する。

(2) とくに右横臥の指圧操作に重点をおき、左記の部位の漸増漸減の通常圧法・緩圧法を行なう。

　項部、肩甲上部、後体部、下腿、前腕、腹部

＜経絡の重点的経穴＞

(1) 項部（天柱◫[9] 風池⏃[20]）　(2) 肩甲上部（肩井⏃[21] 肩中俞□[15] 肩外俞□[14]）

(3) 後体部（脊中⬯[6] 至陽⬯[8] 肺俞◫[12] 肝俞◫[16] 胆俞◫[17] 脾俞◫[18] 胃俞◫[19] 大腸俞◫[22] 小腸俞◫[23] 三焦俞◫[20] 腎俞◫[21] 魂門◫[43] 陽綱◫[44] 意舎◫[45] 胃倉◫[46]）

(4) 下腿（三陰交◑[6] 中封◭[4] 三里⦶[36] 上巨虚（巨虚上廉）⦶[37] 下巨虚⦶[39]）

(5) 足底（湧泉◨[1]） (6) 前腕（内関▲[6] 三里○[10] 上廉○[9] 下廉○[8]）

(7) 手（少商●[11] 労営▲[8]）

(8) 腹部（承満⦶[20] 梁門⦶[21] 肓兪◨[16] 商曲◨[17] 陰都◨[19] 日月⚠[24] 章門◭[12] 期門◭[13] 上脘▬[13] 中脘▬[12]）

＜参　考＞

(1) 本症の原因は、肝臓における胆汁分泌の異常や、胆汁の出道を塞ぐために起る。即ち

イ　機能亢進性黄疸＝過剰の血球破壊に原因する胆汁生成増進によるもの

ロ　吸収性黄疸＝胆道の閉塞による胆汁排出障害によるもの

ハ　停滞性黄疸＝肝細胞の機能障害による胆汁分泌障害によるもの

(2) 症状は、皮膚よりも先きに眼球結膜が黄染し、肝腫大し、圧痛があり、尿は黄褐色または暗褪色を呈する。自覚症状としては胃腸カタル症状があり、便秘、微熱、頭痛、眩暈（めまい）を催すことである。なお全身倦怠、皮膚瘙痒感を伴うことがある。

㈡ 胆石痛（胆石疝痛）

胆石痛は、胆管壁の平滑筋が通過障害を起させている胆石の抵抗に打ち勝とうとするために起る疼痛である。疼痛の場所は右側肋骨弓の辺りで、まず痛みは右側背部に放散し右

肩にも達する。また、右側胸髄七～十一領域のヘッド知覚過敏帯の証明、右第九肋軟骨部の圧痛点マッケンジー徴候等もある。（注・マッケンジーは英国の内科医＝一八四四—一九〇九＝胆石疝痛発作に際し、しばしば右九肋軟骨部に小円形大の知覚過敏帯を証明することがあるが、これをマッケンジーの徴候という）。

疼痛発作と共に悪心は強まり、嘔吐することがある。疼痛がなくなる時期は、胆管から胆石が除かれる時に左右される。

＜指圧による治療法＞

(1) 発作時の応急手当法

右横臥の姿勢をとらせ、右前頸部・右肩甲上部・右肩甲間部・右肩甲下部・腰部を強圧する（患者の右肩甲間部から右肩甲下部にかけて内臓運動反射としての筋の硬結、靱帯の緊迫がみられる）。

胆石が胆管を通過すれば疼痛が緩和する。疼痛緩和後下肋部（季肋部）に沿うて胃部・肝臓部の触手及び掌圧を入念に行ない、最後に全身操作を軽く行なう。

(2) 平素の治療法

平素定期的に一週一～二回、全身操作を行ない、自然癒能力を喚起することが望ましい。とくに右前頸部、及び右横臥治療に重点をおき、右下肢及び腹部全般の操作をも充分行なう。

＜経絡の重点的経穴＞

(1) 右後体部（肝俞◫$_{16}$ 胆俞◫$_{17}$ 脾俞◫$_{18}$ 胃俞◫$_{19}$ 三焦俞◫$_{20}$ 魂門◫$_{43}$ 陽綱◫$_{44}$ 意舎◫$_{45}$ 胃倉◫$_{46}$）

(2) 腹部（梁門⦶$_{21}$ 日月△$_{24}$ 期門◭$_{13}$ 章門◭$_{12}$ 建里⬬$_{11}$ 大横◑$_{15}$ 天枢⦶$_{25}$ 幽門◨$_{21}$）

(3) 下腿（陽陵泉△$_{33}$）

＜参　考＞

(1) 胆石症は、胆嚢に結石を生じ、そのために種々の障害を起すに至る。胆石症では殆ど常に胆道の炎症、胆汁欝積を伴わないが、これらの間には極めて密接な因果関係がある。

(2) 統計的にみると比較的多い疾患で、女性に多く、年令的には四十歳以後に多い。胆石の大きさは砂粒大より鶏卵大に達し、その数も一個より数千個に達する。形状は球形、卵円形、洋梨形、多角形、桑実形等種々である。主成分はコレステリン（57〜99%）でその他のものも含む。

(3) 胆石症は医師の治療範囲である。

(二) 慢性腸カタル

急性腸カタルより変じ、或は他の疾患衰弱に伴うものである。全身の栄養に障害を来たし、延いては諸病の原因となる。

＜指圧による治療法＞

(1) 全身操作を行ない自然癒能力を喚起して体力を養い、抵抗力を増強するため根気よく定期的（約二〜三回）に継続治療をする。

(2) とくに左記の部位に重点をおいて快圧の通常圧法・緩圧法を行なう。ただし、腹部治療は病状に応じ、指圧、掌圧、触手等臨機の手法を用い、患者に快感を与え、決して圧痛や不快感を与えないよう留意する。

肩甲下部（胸椎第十一、十二、及び腰椎第一、二の指圧調整に留意する）

腰部、仙骨部、殿部、下行結腸部、S状結腸部、下腿、手

＜経絡の重点的経穴＞

(1) 肩甲下部・腰部（至陽○8 筋縮○7 脊中○6 懸枢○5 命門○4 胆俞□17 脾俞□18 胃俞□19 三焦俞□20 腎俞□21 大腸俞□22 膈関□42 胃倉□46）

(2) 仙骨部（腰俞○2 長強○1 小腸俞□23 膀胱俞□24 中膂内俞□25 白環俞□26 上髎□27 次

髎◫$_{28}$）

(3)　殿部（会陽◫$_{31}$　胞肓◫$_{49}$　秩辺◫$_{50}$）

(4)　腹部（承満⦶$_{20}$　梁門⦶$_{21}$　関門⦶$_{22}$　太乙⦶$_{23}$　滑肉門⦶$_{24}$　天枢⦶$_{25}$　水分⬬$_{9}$　神闕⬬$_{8}$　陰交⬬$_{7}$　気海⬬$_{6}$　石門⬬$_{5}$　関元⬬$_{4}$　肓兪◨$_{16}$　中注◨$_{15}$　四満◨$_{14}$　府舎◑$_{13}$　期門◮$_{13}$　維道⏃$_{28}$　居髎⏃$_{29}$）

(5)　鼠径部（衝門◑$_{12}$　気衝⦶$_{30}$）

(6)　下腿（三里⦶$_{36}$　上巨虚⦶$_{37}$　条口⦶$_{38}$　三陰交◑$_{6}$）

(7)　足（公孫◑$_{4}$）

(8)　手（合谷○$_{4}$　腕骨□$_{4}$）

＜参　考＞

(1)　本症の原因＝しばしば遭遇する疾患で、とくに乳児、虚弱児に多く夏季に多い。食物の不摂生及び腐敗せる食品摂取が最も多く、その他伝染病の一症状としてきたり、或は中毒、硬い糞便、果物、腸内寄生虫等の刺激、血行障害、腸壁のうっ血等によることもある。

(2)　症状

イ　急性症＝腹部雷鳴、不快感、疼痛、下痢と移行する。下痢は一日二〜三回より十回以上にも及ぶ。発熱を伴う。一般症状は口渇、食欲不振、全身倦怠、胃症状、筋及び関節痛等がある。経過は数日〜数週であるが慢性に移行することがある。急性は医師の診療によること。

ロ　慢性症＝腹部に不快感があり、軽微な疼痛を覚え、圧痛があり、鼓腸して便通不整、疲労性が亢進し、不眠症になる。永びくと身体は衰弱し、神経過敏となる。

(三) 下痢

液状または液状に近い便を反復排泄することをいう。

＜指圧による治療法＞

(1) 全身操作を行ない自律神経の調和を図る。

(2) とくに左記の部に重点をおいて施術する。腹部は触手、掌圧、指圧等臨機の手法を用いて快圧を加える。

腰部、仙骨部、殿部、腹部、下肢

(3) なお慢性下痢に対しては週に三～四回定期的に施術することと、医師による原因除去の治療が望ましい。

＜経絡の重点的経穴＞

(1) 肩甲下部・腰部（脾俞□[18] 胃俞□[19] 三焦俞□[20] 腎俞[21] 大腸俞□[22] 胃倉□[46]）

(2) 仙骨部（小腸俞□[23] 膀胱俞□[24] 中膂内俞□[25] 白環俞□[26] 上髎□[27] 次髎□[28] 中髎□[29] 下

髎⊡[30]）

(3)　殿部（胞肓⊡[49]　秩辺⊡[50]　会陽⊡[31]）

(4)　腹部（承満Ⓘ[20]　梁門Ⓘ[21]　関門Ⓘ[22]　太乙⊖[23]　滑肉門Ⓘ[24]　天枢ⓘ[25]　大横◑[15]　腹結◑[14]　肓兪◨[16]　帯脈⚠[26]　水分⬬[9]　神闕⬬[8]　陰交⬬[7]　気海⬬[6]　関元⬬[4]）

＜参　考＞

(1)　下痢の原因＝腸管に炎症があるとき、その主要症状として起るものである。

イ　消化不良性下痢は消化困難な食品を多量に摂ることにより、その機械的刺激が、腸蠕動を異常に亢進せしめることにより起る。

ロ　糞便性下痢は糞便が機械的刺激となって、腸を刺激して蠕動を亢進せしめることにより起る。

ハ　寄生虫性下痢は寄生虫の発生する毒素により起る。

ニ　胃性下痢は胃酸欠乏が原因で、不消化物が腸を機械的に刺激し、或は腸で異常発酵が起り、この刺激で腸蠕動を亢進せしめることにより起る。

ホ　その他血液の異常に起因する下痢や、神経性下痢、伝染病疾患等の下痢がある。

(2)　下痢の症状＝原因によって相異はあるが、一般に悪心、腸雷鳴、腹痛、頭痛、眩暈等を伴い、全身に熱感があり、心悸亢進がみられる。

㈣ 便　秘

便秘とは、健康時に比べて排便の回数が減少し、或は便量が減少して、これがために不快感を伴うをいう。

〈指圧による治療法〉

(1) 全身操作を行なって自律神経の正常な機能を喚起すると共に、自然癒能力をも喚び起す。

(2) なお左記の部位に対しては指圧、掌圧等を入念に行なう。

腰部、仙骨部、殿部、腹部（とくに下行結腸、S状結腸の部位）、下肢

(3) 本症も一定期間、定期的に週二〜三回継続実施することが望ましいが、直腸癌、瘢痕性狭窄腹膜癒着等特別な原因による便秘は、速かに医師の治療を必要とする。

〈経絡の重点的経穴〉

(1) 腰部（胃倉◫[46] 肓門◫[47] 大腸俞◫[22]）

(2) 仙骨部（小腸俞◫[23] 膀胱俞◫[24] 中膂内俞◫[25] 白環俞◫[26] 上髎◫[27] 次髎◫[28] 中髎◫[29] 下髎◫[30] 会陽◫[31]）

(3) 下肢（浮郄◫[34] 承筋◫[52] 承山◫[53] 三里⦶[36] 陽陵泉△[33] 豊隆⦶[40] 太谿《けい》◨[3] 太鐘◨[4] 解谿

⦶$_{41}$　商丘◑$_{5}$　太白◑$_{3}$　太衝◭$_{3}$　太敦◭$_{1}$　湧泉◨$_{1}$）

(4)　腹部（関門⦶$_{22}$　太乙⦶$_{23}$　大横◑$_{15}$　腹結◑$_{14}$　府舎◑$_{13}$　天枢⦶$_{25}$　帰来⦶$_{29}$　石関◨$_{18}$　商曲◨$_{17}$
肓兪◨$_{16}$　中注◨$_{15}$　気海⬬$_{6}$　石門⬬$_{5}$　関元⬬$_{4}$　中極⬬$_{3}$　会陰⬬$_{1}$）

〈参　考〉

(1)　便秘の原因＝直腸における排便障害、直腸のやや上方の腸狭窄、腸神経支配の異常、一般衰弱、胃酸過多、胃液排出障害、その他旅行、食事の変更等による。

常習便秘は消化吸収が容易で、残渣（かす）を残さない食物の摂取とか、運動不足とか、或は排便を抑制する習慣、腹壁圧の減退とかに起因する場合がある。

(2)　便秘の症状＝便通が困難で回数が少なく、多くは下剤または浣腸により始めて便通をみる。腹部に軽度の圧重、糞便性の疝痛、食欲の減退、頭痛、眩暈、不眠、疲労感を伴うことが多い。下行結腸、S状結腸の径路に沿うて便塊を触れることができる。

五、循環器系疾患の治療法

適度の運動は心臓や血管、毛細血管、リンパ管等の作用を鼓舞し、血液、リンパの循環や働きをよくし、心臓や血管壁を発達せしめ健康に導くが、過度の運動或は運動不足、その他飲酒、喫煙等による不摂生は筋肉内に老廃物を蓄積することになり、これが障害となって循環器の機能を妨げることにもなる。

指圧療法は他動的の適度な運動であり、血液、リンパの循環をよくし、諸器官の機能を調節し、生体に備わっている自然癒能力を喚起することになる。

(一) 高血圧症（血圧亢進症）

高血圧症には原因不明の本態性高血圧症と、慢性腎炎や萎縮腎に伴う腎性高血圧症がある。最高血圧が一六〇 mm Hg（ミリメートル、水銀柱）を越え、最低血圧が一〇〇 mm Hg以上を一般に高血圧症といっている。

＜指圧による治療法＞

(1) 全身操作を楽な気持ちで受けさせて便通をよくし、体液の循環を正常になし、自然癒能力を喚起する。

(2) とくに左記の部位に対しては入念にして注意深い漸増漸減の通常圧法を行なう。
頭部、項部（うなじの部）、肩甲上部、背部、腰部、腹部、上肢

(3) 治療上の注意

イ 本症の治療は医師と協力して行なうことが賢明である。本症の末期において心機

能不全、腎機能不全、脳出血等が起り易い。

ロ　また一般的には生活様式を正しくし、とくに食餌療法に意を用い過食を避け、肉食、食塩、刺激物の摂取をひかえる。ただし極度に食物を制限するのはよくない。

ハ　心身の疲労をさけ、便通を整えて、排便時の努責を禁ずる。

ニ　急激に血圧を降下させる薬物療法は害を及ぼすことが多いから注意する。

ホ　高血圧症はその症状が一進一退することが多く、患者の心身に大きな変化があるから、術者はよくそれを観察して施術の時間や、指圧の手加減には充分に留意すべきである。

〈経絡の重点的経穴〉

(1)　頭部（脳空⚠19　百会○19　通天◫6　前頂○20　顖会○21　神庭○23）

(2)　項部（風池⚠20　天柱◫9　風府○15　瘂門○14）

(3)　肩甲上部（肩井⚠21　天髎△15）

(4)　背部（身柱○11　神道○10　厥陰兪◫13　心兪◫14　神堂◫40　譩譆◫41）

(5)　腰部、仙骨部（命門○4　腎兪◫21　志室◫48　大腸兪◫22　八髎◫27◫28◫29◫30）

(6)　前頸部（人迎⌽　水突⌽10　気舎⌽11）

(7)　胸部（気戸⌽13　庫房⌽14　神封◨23　膻中●17）

(8) 腹部（巨闕⬬[14] 上脘⬬[13] 章門◭[12] 天枢⦶[25] 外陵⦶[26] 腹結◑[14] 府舎◑[13]）

(9) 上肢（極泉■[1] 通里■[5] 陰郄■[6] 神門■[7] 少衝■[9] 天泉▲ 郄門▲[4] 内関▲[6] 魚際●[10] 三里○[10]）

(10) 下肢（然谷◨[2] 大鐘◨[4] 公孫◑[4]）

＜参　考＞

(1) 血圧を亢進させる因子、末梢血管系の抵抗増大（末梢血管床断面積の狭小）が最も重大な意義を有する。

(2) 脳症状としては頭痛、耳鳴、眩暈、不眠、不安や、卒中発作、眼底細動脈の硬化及び出血性蛋白尿性網膜炎等がある。

(3) 心症状としては心悸亢進、胸内苦悶、呼吸困難や、左心室の肥大乃至拡張、第二大動脈音（第二心音）の亢進等がある。冠状動脈の硬化が著しくなると狭心症、心筋梗塞等を起す。

(4) 腎症状としては尿変化（蛋白、赤血球、円柱細胞を含む）腎不全、尿毒症である。

(5) 赤色高血圧症＝本態性血圧亢進症によくみる。栄養良好で、顔色、皮膚色の赤色の外観を呈するものをいう。

(6) 白色高血圧症＝糸球体腎炎、萎縮腎による高血圧の場合、皮膚血管収縮のため顔色蒼白にみえるものをいう。

(二) 動脈硬化症

動脈硬化症は、血管基質（基質とは細胞の産出したもので、一般に結合組織性の線維からなる、細胞間物質を指す）が変化し、類脂肪（コレステロール）或は蛋白質が沈着するもので、今日では血管壁のコレステリン（コレステロール）沈着を動脈硬化症の本態と考えている。本症は老人にみられる重要な動脈の病変である。

〈指圧による治療法〉

高血圧症に同じ。

〈参　考〉

(1) 動脈硬化症の発生条件（原因）

イ 年令的関係＝高年者に増加する。（最高血圧が年令に九〇を加えるということは高年者になるに伴い、動脈が硬化することを表示したものである）

ロ 性別＝男性に多い。

ハ 血圧＝高血圧者に多い。

ニ 伝染病及び中毒作用＝急性伝染病、梅毒、リウマチ、アルコール、ニコチン、鉛等の中毒

ホ　体質＝多血質、卒中体質に多い。

(2)　症状＝細い動脈が硬化すると血液の通過が悪くなり、凝血のため閉塞してくる（血栓症）。症状としては血圧亢進、不眠、頭痛、めまいを訴える。また神経衰弱類似症を呈することもある。また体肢の厥冷、痙攣様の疼痛、異常感覚が起ることもある。時に胸痛、腰痛、肩痛、頭痛などに悩まされる。

(3)　結果＝動脈硬化症による循環障害は内腔の狭い小動脈に強く、真性萎縮腎、狭心症、脳出血、体肢の動脈硬化性壊死或は動脈瘤として現われる。

(三)　心臓機能不全（心不全、循環不全）

本症は全身栄養障害、脂肪心（心外膜下脂肪組織の増生が甚だしいものをいう）、心身の過労、運動不足からくることが多く、心悸亢進、心臓の圧迫、または心臓部に疼痛を来たし、その甚だしいのは狭心症（心筋の酸素欠乏に基く症候群で、真性狭心症、仮性狭心症、心筋梗塞症の三つに分類される）を起し、呼吸困難、頭痛、眩暈等を来たすことがある。医師の診療を適当とするが指圧療法を併用すると効果がよい。

〈指圧による治療法〉

全身療法を軽く行ない、左記の部位に重点をおいて静かな漸増漸減の通常圧法を行ない、生体に備わっている自然癒能力を喚起して健康に導く。

頸部、肩甲間部（特に胸椎第一—第五の指圧）腹部、下肢、上肢

＜経絡の重点的経穴＞

(1) 頸部（人迎⦶9 水突⦶10 気舎⦶11）

(2) 肩甲間部（大椎○13 陶道○12 身柱○11 神道○10 厥陰俞◫13 心俞◫14 膏肓◫39 神堂◫40）

(3) 腹部（巨闕⬬14 期門◭13 日月△24）

(4) 下肢（大敦◭1） (5) 上肢（霊堂■4 通里■5 陰郄■6 神門■7）

＜参　考＞

(1) 心不全の原因＝最もしばしばみられるのは、心筋変性、心臓弁膜症、高血圧症及び心嚢炎によって起る。

(2) 心不全の症状＝呼吸困難…これは初めは運動時のみであるが、病勢の進行と共に安静時にも現われ、遂に臥位をとれず、起坐呼吸（坐位、しかも同時に前屈位をとり、大胸筋その他の補助呼吸筋を用いて呼吸する）を余儀なくされる。その他自覚的に胸内苦悶、心悸亢進、腹部膨満感、夜尿等がある。他覚的にはチアノーゼ、頸静脈の膨隆、浮腫、心搏動は多くは頻数となり、時に奔馬調律を聴く。

(3) 心不全の予後＝心不全状態の軽重が重要で、心臓喘息（高血圧、冠状動脈硬化、大

動脈弁閉鎖不全等に続発する発作性呼吸困難をいう）、肺梗塞（循環障害と最も密接な関係を持っている。栓塞症が起れば肺の毛細血管壁から盛んな濾出性の出血が起り、それが肺胞や肺胞道を充たして出血性の梗塞＝赤い梗塞＝が出来る）、強度の水腫等は予後不良である。

(4) 心不全と指圧（栗山・浪越先生共著『指圧療法全書』より）

指圧療法においては心悸亢進、或は脈搏増加等のときに、頸部指圧により迷走神経の刺激をなして調節する。また心臓機能の弱っている場合には、胸椎第一－五の指圧により交感神経を刺激し、その他知覚神経の刺激指圧をなして心臓機能を促進せしめ、同時に全身の栄養、抵抗を高めて心臓を健全にするのである。

(四) 貧血症

顔面ことに眼瞼、口唇及び皮膚が蒼白となるもので出血（外傷、衂血、子宮出血、痔出血）或は胃腸病、婦人病、神経衰弱症、ヒステリー、病後等の衰弱時にくるものである。

＜指圧による治療法＞

(1) 一週に三～四回定期的に指圧による全身操作を行ない自然癒能力を喚起する。

(2) 本症で胃腸病、婦人病、ヒステリー等からきたものは各々その病症に対しての治療と同時に行ない、肩甲間部、肩甲下部、腹部に重点をおいて漸増漸減の通常圧法の快圧を行なう。

〈経絡の重点的経穴〉

(1) 肩甲間部（身柱○[11] 神道○[10] 厥陰兪◫[13] 心兪◫[14] 膏肓◫[39] 神堂◫[40]）

(2) 肩甲下部（肝兪◫[16] 胆兪◫[17] 脾兪◫[18] 胃兪◫[19] 三焦兪◫[20] 腎兪◫[21] 魂門◫[43] 陽綱◫[44] 意舎◫[45] 胃倉◫[46] 肓門◫[47] 志室◫[48] 筋縮○[7] 脊中○[6] 命門○[4]）

(3) 腹部（巨闕⬬[14] 上脘⬬[13] 中脘⬬[12] 下脘⬬[10] 気海⬬[6] 関元⬬[4] 期門◭[13] 日月△[24] 天枢①[25]）

〈参考〉

(1) 貧血の定義＝血液単位容積中即ち一立方ミリメートル中男五〇〇万、女四五〇万の標準に較べての赤血球の減少、または血球素（血色素）減少をいう。ときには全血液量が対象にされることもある。

(2) 貧血の原因＝i 血液の消失（失血） ii 赤血球の生成障害、 iii 赤血球の破壊亢進

(3) 貧血の臨床症状＝皮膚及び粘膜の蒼白、心悸亢進、心臓貧血性雑音（貧血時、心臓基底部及び心尖部において聴取される雑音で、成因については、血液粘稠度の減少と、それに伴う血流速度の増加のためによるとされている）、体無力症等を主とする。

六、神経系疾患の治療法

人体が正常な働きを営むためには動物性神経（脳脊髄神経）や植物性神経（自律神経）の神経的調節に負う所が非常に大きい。この神経系も適度の栄養、休養、使用により益々発達してその機能は活発になるものである。神経痛は身体の内外の異常な変化を伝える一種の警告であって神経そのものの疾患ではないことを認識して取扱う必要があるが、便宜上本欄に神経痛をも併せ記載することにした。

(一) 脳卒中の後遺症（半身不随）

脳の急激な循環障害によって起る症状をいう。その主徴は急激な意識喪失と同時に随意運動機能の失墜である。脳出血は勿論、脳塞栓症、脳血栓症によっても起る。

＜指圧による治療法＞

卒中発作直後は絶対安静にし、頭を高くしてなるべく仰臥の姿勢で休ませるが、嘔吐等のあるとき体位を斜にして休ませる。

指圧療法は担当主治医と相談のうえ開始することが望ましい。

(1) 治療の目的

半身不随部の血行をよくし、筋肉の不動性萎縮及び関節の変形を予防することが治療の目的である。

(2) 脳卒中初期の指圧療法

患者の姿勢は仰臥のままにしておいて、上肢、下肢の治療を静かに入念に行なう。背部脊柱の両側は術者の手を背部に当てて指端で静かに圧す。腹部も掌圧程度にして患者の呼吸に合わせてごく静かに行なう。ごく軽い上肢、下肢の関節の運動を加味してもよい。

(3) 脳卒中中期（二、三カ月経過後）の指圧療法

左、右横臥位の治療を行ない、次いで仰臥の姿勢をとらしめ、上肢、下肢、頭部、顔面、腹部の治療をも周到な注意を払って行なう。

(4) 脳卒中後期（六カ月経過後）の指圧療法

指圧法式に従って全身療法を行なうが、その病状、経過の状況に応じて無理をしないようにとくに頭部、頸部の指圧は慎重を期して行なう。なお他動運動や自動運動はかなり併用することが望ましい。

(5) 脳卒中後遺症治療上の注意

イ　脳卒中発作直後は絶対安静にし、治療は担当医師の指示に従うことが望ましい。

ロ　普通治療開始は発作後二、三週後に行なうのが適当といわれている。

ハ　施術に際し、粗暴にならないように注意するは勿論、疲労を感じない程度に止める。

ニ　治療の目的は半身不随部の血行をよくし、筋肉の不動萎縮及び関節の変形を予防するのである。

ホ　体肢厥冷に湯タンポを用いるが、火傷に注意する。肺炎や褥瘡（とこずれ）を予防するために体位を変更する。

〈経絡の重点的経穴〉

(1)　頭部、顔面（百会○19　前頂○20　完骨⚠12　客主人⚠3　頬車⦶6　承漿●24）

(2)　頸項部（瘂門○14　風府○15　天柱◫9　風池⚠20　天窓□16）

(3)　肩甲上部（肩井⚠21　天髎△15　巨骨○16　秉風□12　曲垣□13　肩外兪□14　肩中兪□15）

(4)　肩甲間部（膏肓◫39　心兪◫14　神道○10　神堂◫40）

(5)　肩甲部（天宗□11　臑兪□10）

(6)　仙骨部（上髎◫27　次髎◫28　中髎◫29　下髎◫30）

(7)　下肢（髀関⦶31　伏兎⦶32　環跳⚠30　中瀆⚠31　陽関⚠32　三里⦶36　巨虚上廉⦶37　巨虚下廉⦶39

陽陵泉◬[33] 懸鐘◬[38] 委陽◫[35] 膝関◭[7] 陰陵泉◑[9] 三陰交◑[6] 丘墟◬[39] 通谷◫[62] 至陰◫[63] 照海◨[5] 湧泉◨[1] 大敦◭[1]）

(8) 上肢（臑会△[13] 肩髃○[15] 肩髎△[14] 天府●[3] 尺沢●[5] 曲池○[11] 三里○[10] 外関△[5] 列欠●[7] 大陵▲[7] 陽谿○[5] 郄門▲[4] 労宮▲[8]）

＜参　考＞

(1) 脳出血の原因＝基礎的疾患として、本態性高血圧と動脈硬化が最も多い。脳梅毒その他の脳疾患、腎性高血圧、出血性素因、伝染病、中毒でも時には起ることもある。

(2) 脳血栓症の原因＝動脈硬化乃至アテローム変性（脂肪沈着はまず弾性境界線に始まり、次第に上層に拡大する。その量が著しく多くなると組織は壊死に陥り、その崩壊物及び類脂体は軟化して粥状になる。即ちこれがアテロームであって、類脂肪ことにコレステリンエステルからなる）が主な基礎的疾患である。梅毒性閉鎖性内動脈炎によることもある。その他稀に急性伝染病、悪液質、産褥、中毒、外傷が原因となる。

(3) 脳塞栓症＝塞栓の源泉は、最もしばしば心臓にある。基礎的疾患で最も多いのは弁膜症とくに左房室弁口（僧帽弁口）狭窄、心内膜炎である。

(4) 脳出血の症状＝四〇～六〇歳代に多い。発作は前駆症状なく突然襲来する。高血圧はほとんど不可欠である。定型的発作では、急速に深い昏睡に入り、顔面紅潮し、脈搏充実し緩徐、体温下降し、呼吸深長である。病巣症状は、通常片麻痺で、これが欠如することは稀である。

(5) 脳血栓症の症状＝脳出血よりも更に高齢者に見られる。ただし梅毒に基因するときは壮年者にも起る。多くは前駆症として動脈硬化症状が長く存在する。意識障害は軽度で徐々に出現する。高血圧は必ずしも伴わない。顔面蒼白、脈搏頻数、病巣症状は片麻痺の他、単麻痺、失語症、半盲症のことがしばしばある。単麻痺とは顔面或は上肢或は下肢のみが単独に運動麻痺を来たす場合をいう。

(6) 脳塞栓症の症状＝年令に関せず起るが、若年者に多い。前駆症状なく、突然来たり、外貌は脳血栓症に準じ、病巣症状も片麻痺以外の症状をみることがある。塞栓の源泉たる基礎的疾患（心臓弁膜症等）がある。

(7) 治療上の注意＝絶対安静、頭部を少し高くする。嘔吐あるときは体位を斜めにする。体肢厥冷には湯タンポを用いる。ただし火傷に注意、尿閉にはカテーテル（体腔即ち胸膜腔や腹膜腔より液体の排出をはかるための管状の外科的用具）を用いる。肺炎、褥瘡（とこずれ）を予防するため、ときどき体位を変更する。

(8) 予防＝高血圧、脳動脈硬化症の予防治療、精神作業の軽減、血圧の急激な動揺防止、誘引除去、塞栓に対しては基礎疾患の治療、梅毒性疾患には駆梅療法を行なう。

(9)　バビンスキー現象＝錐体路（個々の筋または小筋群の運動を司る脳脊髄にある伝導路）の障害のときに足底の外側を打診槌把で引掻くと、正常の場合と異なり母指が足背に屈曲する現象をいう。脳出血の場合出現する症状の一つ。

(10)　ロソリーモ反射＝主として錐体路の障害時にみられる病的反射の一つ。足底面において指に近い指球部を叩くと、指は足底面に向って屈曲する。

(11)　オッペンハイム現象＝錐体路障害のときにみられる現象の一つで、下腿の内側を脛骨縁に沿って上から下へ強く圧しつつ擦ると母指が背屈する現象をいう。

(二)　急性灰白髄炎後遺症

急性灰白髄炎（ポリオ・脊髄性小児麻痺）は指定伝染病で指圧療法の禁忌であるが、伝染のおそれのなくなった消退後にみられる小児麻痺後遺症は指圧療法の適応症である。

＜指圧による治療法＞

(1)　治療上の注意

イ　急性症状が消退して伝染のおそれがないことが確認された後において、医師の指示に従い治療に着手することが望ましい。

ロ　患者は一般に五才以下の幼児であるから、治療に当り、恐怖心を抱かせないように充分注意を払うこと。

ハ　麻痺期に入ると、患部は弛緩性となり、その範囲は普通片足、とくに腓骨神経の分布区域にくる。腱反射は消失し、患肢は冷たくなるが、知覚は麻痺しない。従って治療に際し、一時に強い力を用いて疼痛を感じさせないように留意すること。

ニ　患者は一般に幼児であるから、一回の施術時間は短時間（十五分以内）に止めること。

ホ　治療の目標は筋の不動萎縮、及び関節の変形を予防するのであるから、根気よく比較的長期間にわたり定期的に治療を継続することが望ましい。

(2)　施術方法

イ　麻痺を起している患側に重点をおき、疼痛を感じない程度の漸増漸減の通常圧法を入念に行ない、筋の不動萎縮や関節の変形を防ぐと共に患側の他動運動を行なう。

ロ　指圧療法に親しみを持ってきたならば全身操作をも行ない、自然癒能力の喚起に努める。

＜経絡の重点的経穴＞

(1)　下肢に麻痺のある場合（三里⦶36　陽陵泉△33　外丘△35　丘墟△39　臨泣△40　隠白◑1　至

陰□[63]）

(2) 上肢に麻痺のある場合（曲池○[11] 三里○[10] 外関△[5] 郄門▲[4] 内関▲[6] 少海■[3]）

(3) 下肢上肢共にある場合には肩背部（身柱○[11] 筋縮○[7] 肝俞□[16]）及び腰部（命門○[4] 腎俞□[21] 陽関○[3]）胸腹部（中府●[1] 中脘●[12] 大巨①[27]）

＜参　考＞

(1) 急性灰白髄炎のことをハイネ・メジン病ともいう。一八四〇年にハイネ（Heine）が初めて記載し、次いで一八九〇年メジン（Medin）が流行病的な詳しい研究を加えたことから注目を惹いた。

(2) 急性灰白髄炎の症状＝潜伏期は四〜一〇日、前駆症状は、多く突然に発熱し、不機嫌、倦怠違和、頭痛、筋痛、知覚過敏等がある。またしばしば咽頭発赤、鼻炎等を伴い、時に項部強直、ケルニッヒ症状（下腿の距腿関節附近を手に持ち、膝関節を伸展したまま、股関節において大腿を屈曲せしめようとすると反射的に大腿屈側筋が強直性を起すため、疼痛を発し大腿屈曲不能となる状態をいう。ケルニッヒはロシアの生理学者・一八四〇―一九一七）等を示す。

(3) 麻痺は程度により完全並びに不完全麻痺があり、部位は下肢片側に多く、時に下肢両側、上肢、稀に腹筋、頸筋、腰筋のことがある。

㈢ 麻　痺（神経麻痺）

麻痺は脳脊髄の疾患、腫瘍、運動神経径路の疾患、重症のヒステリー等に起り、運動麻痺や知覚異常、筋の萎縮などを伴うことが多い。これに完全麻痺と不完全麻痺とがある。麻痺のうち、最も多いのは顔面神経麻痺、上肢の神経麻痺、坐骨神経麻痺等である。

1 顔面神経麻痺

指圧による適応症は末梢性顔面神経麻痺である。

(1) 原因＝寒冷或はリウマチ性、外傷、耳及び乳様突起の疾患、脳底疾患で、顔面神経以下、多くは遙かに末梢で、顔面神経麻痺が唯一の症状のものである。

(2) 症状＝顔面神経麻痺により患側の表情が鈍いか或は消失し、まず前額部の皺がなくなり、また皺を作ることが不能となり、眼は広く開き、下眼瞼は少しく外転して閉鎖することが不能となるか、または不充分であり、強いて閉鎖させようとすると眼球は上方に回転する。麻痺側の口角の唇間は開き、且つ下り、健側の口角は健側に引かれ、口笛を吹くことができない。その他、麻痺側に分泌の異常があり、多汗或は無汗、唾液及び涙分泌の変調もある。

(3) 経過＝始まりは急であり、軽いものは二～三週間で治るが、重い場合は半年もかかる。

＜指圧による治療法＞

(1) 局所治療＝罹患神経である顔面神経や、麻痺を起している表情筋に対して、これを興奮させる目的で、患側の顔面部を母指を用いて細かく指圧を施し、次いで患側の前頸部、側頸部、耳下腺部を入念に指圧し、治療の成績に応じて口や眼の開閉運動や、口笛を吹かすなどの練習をもなさしめる。

(2) 全身治療＝次いで全身操作を行ない、主として肩甲上部、肩甲間部、腹部に焦点をおき、自然癒能力を喚起し、体質改善の目的に資する。

軽快に赴むくまでは定期的に継続して施術することが望ましい。

＜経絡の重点的経穴＞

(1) 全身調整の目的の経穴＝腹部（中脘●[12]）肩甲上部（天髎△[15]）肩甲間部（身柱⊖[11]）
前腕（曲池○[11]）下腿（三里⦶[36]）

(2) 局所（患側の経穴）＝後頸部項部（風池⚠[20] 完骨⚠[12] 翳風△[17]）顔面（和髎△[22] 攅竹◫[2]
絲竹空△[23] 客主人⚠[3] 下関⦶[7]、顴髎□[18] 大迎⦶[5] 迎香○[20] 地倉⦶[4]）肩甲上部（肩井⚠[21]
秉風□[12] 曲垣□[13]） 側頭部（懸顱⚠[5]）

＜参　考＞

(1) 顔面神経麻痺には中枢性と末梢性とがある。

(2) 中枢性顔面神経麻痺は脳出血、脳軟化、脳腫瘍、脳炎その他脳内、主として橋にある顔面神経核より上方の病変により起るものであって、顔面の上部（眼及び前額部）は麻痺せずに顔面下半のみの麻痺がくる。

(3) 原因除去が第一で医師に委せることが賢明である。

2 橈骨神経麻痺（上肢）

(1) 原因＝橈骨神経は上腕外側において上腕骨に近く、かつ表在性に位置するため、睡眠中の圧迫、打撲、衝突等の外傷を受け易く、また上腕骨折に際してしばしばこの麻痺を伴う。

(2) 症状は、定型的の麻痺では橈骨手根関節、中手指節関節の伸展、前腕の回外運動、母指の外転運動が障害せられ、患者は腕を前上水平位に挙上すると、橈骨手根関節を曲げ、中手指節関節を半屈し、母指を内転した位置でダラリと下垂し伸展不能である。いわゆる落下手となる知覚麻痺は、手背では中央線より橈側に、前腕、上腕では伸側に著明である。

＜指圧による治療法＞

(1) 局所治療＝主として胸鎖乳突筋の外縁の起始部に当る腕神経叢部、腕の附根、腋窩部、上腕外側、前腕外側及び手背に重点をおき、罹患神経及び橈骨神経支配の筋肉に対してこれを興奮させる目的で、指圧を細かに行なう。なお他動運動や自動運動、反抗運動をも加味する。

(2) 全身操作＝自然癒能力の喚起の目的で全身操作をも行なう。

3 尺骨神経麻痺（上肢）

(1) 原因＝尺骨神経の外傷（圧迫・打撲・創傷・骨折・脱臼等）癩性変化、末梢神経性進行性筋萎縮症、脊髄性進行性筋萎縮症のときに現われる。

(2) 症状＝筋萎縮のため手背の骨間溝著明となり、拘攣のため第一指節骨は強く背屈し、末梢指節骨は屈曲位をとり、いわゆる鷲《わし》手《て》となる。知覚障害は手背の尺骨側部及び手掌尺骨側部にみられる。

＜指圧による治療法＞

(1) 局所治療＝手部では手背の骨間溝をはじめ、細かい筋を丁寧に指圧し、頸部の腕神経叢、上腕の附根、腋窩部、上腕内側、前腕部、手部に重点をおいて指圧を入念に行ない、尺骨神経や尺骨神経支配区域の筋の興奮を促し、筋の萎縮、関節の変形、運動障害を除くように努める。なお他動運動、自動運動、反抗運動をも行なう。

(2) 全身操作＝全身操作の指圧を行い自律神経やホルモンの調和や体液の運行を良好に

し自然癒能力の喚起に努める。

4　正中神経麻痺（上肢）

(1) 原因＝主として正中神経の外傷（圧迫、創傷、骨折、脱臼等）による。

(2) 症状＝手首を屈曲すると、尺側手根屈筋の優勢の結果、尺骨側に引かれる傾向があり、いわゆる猿手《さるて》によって特徴づけられる。母指、示指、中指も伸びる。本症は自律神経障害が強く、後になってしばしば灼熱痛が見られる。知覚障害は母指、示指、中指及び手掌橈側の範囲にみられる。

＜指圧による治療法＞

(1) 局所治療＝腕神経叢、腕の附根、腋窩部、上腕内側、前腕部、手部を丁寧に而も入念に指圧し、正中神経支配領域の筋の萎縮や関節の変形を防ぐ。なお、他動、自動、反抗の運動をも行なう。

(2) 全身操作＝全身の指圧操作を行ない、自然癒能力を喚起する。

＜上肢神経麻痺の共通な重点経穴＞

(1) 胸部（中府●[1] 雲門●[2]）　(2) 前頸部（天鼎○[17]）

(3) 肩甲上部（巨骨○[16] 肩外俞□[14]）　(4) 上腕（天府●[3] 肘髎○[12] 臂臑○[14] 肩髃○[15] 肩貞□[9] 清冷淵△[11] 臑会△[13] 肩髎△[14] 青霊■[2]）

(5) 前腕（列欠●7 太淵●9 少海■3 霊道■4 通里■5 曲沢▲3 郄門▲4 内関▲6 温溜○7 三里○10 曲池○11 養老□6 支正□7 小海□8 外関△5 支溝△6 四瀆△9 天井△10）

(6) 手部（魚際●10 少商●11 少衝■9 労宮▲8 中衝▲9 二間○2 三間○3 陽谿○5 液門△2 前谷□2 腕骨□4）

＜参　考＞

(1) 自律神経障害（泰井俊三博士著「神経痛とリウマチ」より）

自律神経は脳脊髄神経と一緒に皮膚や筋肉に走っているが、そのほかに身体中の内臓や腺に残るくまなく張りめぐらされ、身体の変調は、脳脊髄神経に伝わる前に、自律神経の網にひっかかるようにできている。ことに血液循環の支配は自律神経の働きによるものである。この自律神経の痛みの特徴は

イ　突然パッと起らないで、そろそろじわじわと起ってきて、発作が長く続く。

ロ　痛みは説明のしにくい不快な痛みがある。

ハ　血管の走り方、分れ方に痛みが一致する。

ニ　驚きや、悲しみのような精神興奮によって痛みが非常にきつくなる。反対に絶対安静にすると楽になる。

ホ　自律神経性の痛みの第一は灼熱痛である。これは主に体肢に全体的に起り焼け

つくような痛みである。

5　坐骨神経麻痺

(1)　原因＝足・腰の冷え、感冒、骨盤内の腫瘍、炎症、妊娠、脊柱異常による神経の圧迫、外傷等により、また大腿後面の物理的障害を受け、麻痺を起し易い。その他、難産、多発性神経炎、リウマチ、糖尿病、諸種の伝染病（とくにチフス）、アルコールの中毒等にもよることがある。症候的には脊柱前角炎、脚気等のときにくる。

(2)　症状＝知覚異常は通常下腿に現われ、運動麻痺は大腿の外転運動、下腿の屈曲作用が障害され、下肢の運動が著しく悪くなる。しかし歩行は腸腰筋及び大殿筋の働きにより可能である。ただし、下腿は膝で伸展しているから義肢をもってする歩行のようである。

＜指圧による治療法＞

(1)　局所治療＝腰部、大殿筋、大坐骨孔部、大腿後側、下腿部、足に重点をおき、坐骨神経の走路に沿って入念に指圧を施こし、各関節の他動運動を行ない、座骨神経支配の諸筋の萎縮や関節の変形を防ぐように努める。なお他動運動、自動運動、反抗運動をも漸次加味して行なう。

(2)　全身治療＝体質改善と自然癒能力喚起のために指圧による全身操作をも行なう。

＜経絡の重点的経穴＞

(1) 腰部（腎兪□21 気海兪□奇 大腸兪□22）

(2) 仙骨部（小腸兪□23 膀胱兪□24 上髎□27 次髎□28 中髎□29 下髎□30）

(3) 大殿筋部（胞肓□49 秩辺□50 小野寺殿部圧点環跳△30）

(4) 大腿後側（承扶□32 殷門□33 委中□36）

(5) 下腿（三里①36 上巨虚（巨虚上廉）①37 条口①38 陽陵泉△33 合陽□51 承筋□52 承山□53 崑崙□56 三陰交◑6）

(四) 神経症（ノイローゼ）

なにかある感情的な体験が動機となって、その不快を耐え、心身を過労するときに起り易い。頭痛、頭重、胃腸病、便秘、不眠、倦怠等を来たし、自信の観念が欠乏し、我が儘が起り、懐疑心を抱いて煩悶する。短気になり易く、記憶力は悪くなり、迷信に陥り易く、臆病となり恐怖観念に囚われる等の複雑な神経症状を呈する。

＜指圧による治療法＞

全身操作の指圧を入念に行ない自然癒能力の喚起に努め、とくに項部・頭部・肩甲上部・肩甲間部・腰部・仙骨部・腹部に重点をおいて漸増漸減の通常圧法、緩圧法を行なう。

なお患者の生活の善導に当り精神指導をすることが望ましい。

本症は相当根気よく日時をかけて、親切な精神的な施術を続行することによって軽快に導くことができるから、性急な指圧は慎まなければならない。

＜経絡の重点的経穴＞

(1) 頭部（強間○[17] 後頂○[18] 百会○[19] 前頂○[20] 顖会○[21] 懸顱⚠[5]）

(2) 項部（瘂門○[14] 風府○[15] 風池⚠[20] 天柱◫[9]）

(3) 肩甲上部（肩井⚠[21] 天髎△[15] 大椎○[13]）

(4) 肩甲間部（身柱○[11] 神道○[10] 至陽○[8] 附分◫[37] 膏肓◫[39] 心俞◫[14] 膈俞◫[15]）

(5) 肩甲下部、腰部（筋縮○[7] 命門○[4] 肝俞◫[16] 脾俞◫[18] 腎俞◫[21] 大腸俞◫[22] 京門⚠[25]）

(6) 仙骨部（次髎◫[28]）

(7) 上肢（（天府●[3] 極泉■[1] 霊道■[4] 通里■[5] 神門■[7] 郄門▲[4] 間使▲[5] 大陵▲[7] 陽谿○[5] 温溜○[7] 陽池△[4] 天井△[10] 曲池○[11] 合谷○[4] 二間○[2]）

(8) 下肢（豊隆⦶[40] 解谿⦶[41] 内庭⦶[44] 光明⚠[36] 商丘◑[5] 漏谷◑[7] 大鐘◨[4] 照海◨[5] 水泉◨[6] 築賓◨[9] 三里⦶[36] 三陰交◑[6]）

(9) 胸腹部（膻中⬬[17] 輒筋⚠[23] 中極⬬[3] 関元⬬[4] 石門⬬[5] 気海⬬[6] 中脘⬬[12] 巨闕⬬[14] 鳩尾⬬[15] 大巨⦶[27] 日月⚠[24]）

〈参　考〉

(1)　神経症の原因は、何かある感情的な体験が動機となって起る機能的な疾患である。遺伝的な素因による場合も少くない。

(2)　症状＝発作性にくる心悸亢進、不安感、胸内苦悶感、眩暈、頭重、手足のしびれ、不眠などが起り、心的症状面では、感情刺激性、注意集中困難、記憶力減退、精神作業能の減退、不安発作、期待不安など、体感知覚面では疲労感、頭重、脱力感、目まい、耳なり、羞明（まばゆい）、不眠、胸内苦悶など、身体的症状面では消化不良、下痢、便秘などの消化機能障害、心悸亢進発作、脈搏結滞、顔面潮紅、盗汗等の循環器機能障害、呼吸困難、呼吸停止発作などの呼吸機能障害、舌や手足の振顫、筋の叩打による膨隆や反射亢進などの運動機能異常など多彩の身体症状を呈する。

(3)　このような神経症は、神経質の性格者に多く、一旦軽快していても再発し易く、病気に消長がある。

(五)　ヒステリー

ヒステリーは神経症の一つである。

ヒステリー性の性格の人は一般に虚栄心が強く、利己的で、わがままで、感情は変り易く、暗示にかかり易い。想像力が亢進して、空想的になり、作り事をいったり、誇張した表現をしたりする傾向が強い。

身体症状は主に運動とか知覚の領域に現われる。即ち皮膚にしびれ感を訴えたり、手足に痙攣を起したり、呼吸困難や動悸を訴えたり、食欲や性欲の異常を示す等、種々雑多の症状を呈する。

＜指圧による療法＞

神経症に同じ。

(六) 癲癇

癲癇は発作的に襲来する意識障害と痙攣とを主徴候とするもので遺伝的素因によって起るものが三分の二を占めるといわれている。

＜指圧による治療法＞

常に精神的や肉体的の過労を避けるように努力して、一週二〜三回程度の指圧の全身操作を継続して行ない、自然癒能力を喚起することが必要であって、とくに左記部位に対しては重点的に指圧を行なう。

前頸部、横頸部、後頸部、項窩、頭部、肩甲上部、肩甲間部、腰部、腹部、肢体

＜経絡の重点的経穴＞

(1) 頭部（強間◯[17] 後頂◯[18] 百会◯[19] 前頂◯[20] 顖会◯[21] 上星◯[22] 神庭◯[23] 懸顱⚠[5] 天衝⚠[9] 本神⚠[13] 臨泣⚠[15] 脳空⚠[19] 顱息△[19] 五処◫[4] 絡却◫[7]）

(2) 項部（風府◯[15] 瘂門◯[14] 天柱◫[9] 風池⚠[20]）

(3) 肩甲間部（大椎◯[13] 陶道◯[12] 身柱◯[11] 神道◯[10] 大杼◫[10] 附分◫[37] 膏肓◫[39] 心兪◫[14]）

(4) 肩甲下部、腰部（筋縮◯[7] 脊中◯[6] 肝兪◫[16] 脾兪◫[18] 大腸兪◫[22]）

(5) 仙骨部（腰兪◯[2]） (6) 尾骨部（長強◯[1]）

(7) 上肢（極泉■[1] 少海■[3] 神門■[7] 郄門▲[4] 間使▲[5] 中衝▲[9] 偏歴○[6] 温溜○[7] 上廉○[9] 三里○[10] 前谷□[2] 後谿□[3] 陽谷□[5] 液門△[2] 天井△[10] 消濼△[12] 支正□[7]）

(8) 下肢（飛陽◫[54] 僕参◫[57] 金門◫[59] 京骨◫[60] 三里⦶[36] 豊隆⦶[40] 解谿⦶[41] 衝陽⦶[42] 厲兌⦶[45] 外丘⚠[35] 光明⚠[36] 陽陵泉⚠[33] 隠白◐[1] 公孫◐[4] 湧泉◧[1] 大鐘◧[4] 照海◧[5] 築賓◧[9] 大敦◭[1]）

(9) 腹部（鳩尾⬬[15] 巨闕⬬[14] 気海⬬[6] 大乙⦶[23] 滑肉門⦶[24] 天枢⦶[25]）

＜参考＞

(1) 癲癇の種類＝真性癲癇（外因なく遺伝的素因によるもの）と症候性癲癇（諸種の脳疾患、中毒によるもの）とがある。

(2) 原因＝遺伝的素因や諸種の脳疾患、中毒による。

(3) 症状＝突然に意識を失って倒れ、全身の筋肉に強直性、次いで間代性の痙攣を生ずる。普通数分の間に痙攣は終り、徐々に意識は回復するが、そのまま睡眠に移行することもある。発作中は瞳孔は散大強直し、顚倒による外傷、舌の咬傷、尿失禁をみることがあるから注意を要する。

(4) 癲癇性格の主な特徴＝全精神過程の緩徐と渋滞で、些事に拘泥し、談話は迂遠冗長、末梢的事実を重視し、過度に几帳面である。気分はしばしば多幸性で、態度は荘重な調子がみられるが、時に不機嫌陰気である。また些細な事実に敏感で、刺激性、爆発性を示す。更に発作を反復する間に知能の低下を来たし、記銘、記憶は減退し、判断力も低下し、思考内容は貧困となり、癲癇性痴呆となる。

(5) 癲癇の診断＝最近は脳波が重視されている。癲癇患者の大多数には発作時のみならず、発作間歇期においても種々な異常脳波が認められる。大発作では尖った大きな波が連続的に現われ、小発作ではウェーブ・アンド・スパイクといわれる特殊な波が出る。

(七) 脳貧血

脳の血液循環が悪くなって起る機能障害であるが、急性型は血管運動神経の痙攣による脳小動脈の収縮によるものが多く、その他は急激な失血、心臓衰弱等により起る。慢性型は全身貧血症の部分的症候として起る。

〈指圧による治療法〉

(1) 脳小動脈の収縮による脳貧血に対しては、患者を直ちに安静に臥床させ、頭部を低くし、衣服をゆるやかにして脳への血流を促がすため、前頸部、横頸部の指圧をやや深めに繰り返し行ない、肩甲上部、肩甲間部の指圧を入念に行ない交感神経の活動を促がす。

(2) 次に全身操作を静かに行ない、全身の調和を図るよう努める。なお治療に当り、身体の保温に留意すべきである。

注・他の原因による脳貧血は医師に一任することが賢明である。

〈参　考〉

(1) 脳貧血の原因＝脳小動脈の収縮によるもの（例えば長時間の起立・精神感動）急激な出血、心臓衰弱、悪性貧血（梅毒等が原因で赤血球の破壊が盛んになって起る）白血病、頸動脈圧迫等である。

(2) 症状＝顔は蒼白となり、冷汗をかき、時には頭痛の他、耳鳴り、眼まい、嘔気、嘔吐を伴い、卒倒することも多い。しかし数分乃至数時間で覚醒する。

(3) 栗山・浪越先生共著『指圧療法全書』によれば、『脳貧血の場合は、頭部、頸部動脈血管運動神経等に故障があり、脳に血が行く事が出来ず、又精神的に此の作用が起されるのであるから、指圧によって此の変則的な循環を調整することが必要であり、実際に脳貧血の場合頸部指圧によって快癒は早く、恢復後の経過の良いのをみても指圧のよいことが解る』と記されている。

(八) 脳充血

頭部充血して顔面紅潮し、頭痛、耳鳴り、眼まい等を発し、重いものは卒倒して精神が乱れて譫言（うわごと）をいい、嘔吐を催すことがある。重症の場合には死の転帰をみることも決して珍しいことではない。

＜指圧による治療法＞

頭蓋内の血量を調整し、痛みの鎮静を目的にまず左記のような局所指圧を行ない、意識回復後指圧による全身療法を頸部、肩甲上部、肩甲間部に重点をおいて軽く行なう。

局所手当法＝患者をして高めの枕をさして横臥の姿勢をとらしめ、前頸部の指圧を浅めに比較的手早く行ない、次いで横頸部、後頸部の指圧を入念に施し、肩甲上部全般に亘りやや強めの指圧（患者に快感を与える程度）を繰返し行ない、肩甲間部、肩甲下部をも快圧の通常圧法を行なう。

＜経絡の重点的経穴＞

(1) 頸部（人迎①[9] 水突①[10] 気舎①[11] 扶突○[18] 天鼎○[17] 天容□[17] 天窓□[16]）

(2) 項部（瘂門○[14] 風府○[15] 風池⚠[20] 天柱◫[9]）

(3) 頭部（脳戸○[16] 後頂○[18] 百会○[19] 前頂○[20] 懸顱⚠[5] 懸釐⚠[6] 竅陰⚠[11] 完骨⚠[12] 本神⚠[13] 臨泣⚠[15] 瘈脈△[18] 頭維①[8] 玉枕◫[8]）

(4) 肩甲上部（肩井⚠[21] 肩中俞□[15] 肩外俞□[14]）

(5) 上肢（魚際●[10] 少商●[11] 郄門▲[4] 間使▲[5] 商陽○[1] 合谷○[4] 陽谿○[5] 三里○[10] 関衝△[1] 外関△[5]）　(6) 下肢（三里①[36] 湧泉◨[1]）

(7) 腹部（天枢①[25] 関元●[4]）　(8) 背部（肝俞◫[16] 脾俞◫[18] 大腸俞◫[22]）

＜参　考＞

(1) 栗山・浪越先生共著『指圧療法全書』によれば『脳充血の場合は動脈の硬化が原因で、脳の血液循環が不良で頸部及び肩の鬱血があり、頸静脈は圧迫され且つ鬱血して頭部の還えるべき血がその血路を塞がれてしまうので還えることが出来ず充血するのであるから、頸部、肩部諸筋、頸静脈の鬱血を指圧によって去らせ、通路を開いて還えるべき血を還えし、充血を元にかえすのである」「指圧療法は身体を動かすのでもなく、もんで血液を旺んに動かすのでもない。只欝血している所を静かに押して道を開いてやるのである。而して指圧療法によって脳充血は最もよく治癒して居り、この事は実際に証明されている』と記されている。

(2) 脳充血の原因＝精神興奮、日射病、飲酒の過度、アルコール中毒、甲状腺腫等による頸静脈の圧迫、頻繁の咳嗽（せき）、脳卒中の前駆症等種々ある。

(3) 症状＝頭痛を伴い、とくに搏動性の頭痛の他、顔や頭の熱感、顔の潮紅、眩暈、耳鳴り、時に悪心、嘔吐がある。精神は錯乱し、全身は異和感を感じ、人事不省に陥ることもある。

(九) 神経痛

神経痛の特長は発作的に激しい疼痛が起り、発作が終れば痛みも消えることと、疼痛の範囲が一定の神経の走行に一致し、その中にとくにきつく痛む圧痛点のあることである。

(1) 原因＝風邪（かぜ）、冷え、打撲、挫傷等の外傷、骨、関節、筋の炎症、リウマチ、アルコール中毒、新陳代謝障害、生殖器疾患等種々雑多であって、原因不明のものも多い。

(2)　症状＝発作消長性の疼痛が神経の走行に一致して現われる。発作の程度や感じ方は人により異なる。ヴァレイ（ワァレー、バレー）氏圧点に激痛を発することがある。また血管神経にも影響して潮紅または蒼白となることがある。

(3)　神経痛で最もたびたびみられるのは、坐骨神経痛、三叉神経痛、肋間神経痛、上肢の神経痛である。

＜参　考＞

(1)　ヴァレイ圧点＝神経痛の際、罹患神経が筋鞘（筋線維の表面を包んでいるごく薄い膜）を貫通して、または骨管を出る所で殊に皮膚に近く走る所、或は硬い基底上にある所でこれを圧迫すると激痛を訴える。この圧痛点をヴァレイ（ワァレイ）氏圧点という。（ヴァレイはフランスの生理学者＝一八〇七―一八五五）

(2)　本症は原因を除くことが第一であるから医師との協力が望ましい。

1　坐骨神経痛

坐骨神経は浅在性の長い径路（大腿後側、下腿、足）を有し、外傷、圧迫、寒冷等に侵され易いので、末梢性神経痛として最もしばしばみられるものの一つである。

(1)　原因＝①外傷性圧迫・寒冷・湿潤、②流感・リウマチ等の潜在性病原に由来するもの、③便秘による糞塊・骨盤内の腫瘍・出産とくに鉗子分娩、或は妊娠子宮の圧迫、

④脊椎カリエス等による椎間体の圧迫、⑤仙骨・腰椎の疾患、⑥糖尿病・梅毒・腰仙部の疾患・腫瘍、⑦その他原因不明のもの

(2) 症状＝疼痛は仙骨部、殿部、大腿後側、下腿及び足部に及ぶ。灼熱乃至穿通性の疼痛で、横臥、起立、歩行等の動作の転換に際し著しく痛む。ラセグ徴候（ラセグ現象ともいう＝後記）を認める。

〈指圧による治療法〉

(1) 局所治療＝腰部、仙骨部、大殿部、大腿後側、下腿及び下腹部に重点をおいて入念な通常圧法、緩圧法、持続圧法を施し、とくに硬結部のある場合はこれが緩解に努める。なおヴァレイ氏圧点には静かに深く強圧を加えて疼痛を緩解させ、最後に大腿後側の他動的な伸展法を施行する。（この際大腿後側に激痛を訴える現象をラセグ徴候という）。

(2) 全身操作＝局所治療の後に全身操作を行ない自然癒能力の喚起に努める。

なお原因となる疾病を根治することが第一であるので、医師との協力が望ましい。

〈経絡の重点的経穴〉

(1) 腰部（腎兪[21] 気海兪[奇] 大腸兪[22]）

(2) 仙骨部（小腸兪[23] 膀胱兪[24] 上髎[27] 次髎[28] 中髎[29] 下髎[30]）

(3) 殿部（胞肓◫[49] 秩辺◫[50] 小野寺殿部圧点◫[奇] 環跳△[30]）

(4) 下肢（髀関⦶[31] 承扶◫[32] 殷門◫[33] 委中◫[36] 三里⦶[36] 上巨虚⦶[37] 条口⦶[38] 陽陵泉△[33] 合陽◫[51] 承筋◫[52] 承山◫[53] 崑崙◫[56] 三陰交◑[6]）

＜参　考＞

(1) ヴァレイ圧点、圧痛点＝腸骨稜中央点、坐骨点、大転子点、大腿後側中央点、膝窩中央点、内果点、足底中央点、腓骨小頭点等は、ほとんどが経穴は合致した急所である。

(2) ラセグ徴候（ラセグ現象）＝坐骨神経痛のとき患者を背位に仰臥させ受動的に下肢を挙上すれば、下肢後面に激痛を訴える。（ラセグ氏はフランスの医師一八一六―一八八三）

2 三叉神経痛

三叉神経痛は一枝だけにくる場合もあるが、二枝または三枝に同時に現われる場合も少なくない。この神経痛には頑強なものが多い（これを顔面神経痛というのは誤りである。顔面神経は別にあって表情筋を支配している）。

＜指圧による治療法＞

(1) 局所治療＝左記の部に重点をおいて三叉神経の分布領域に入念な指圧を静かにゆっ

くり行なう。

イ 第一枝（眼神経）の場合は、眼窩上孔、前額部、前頭部、頬骨弓部

ロ 第二枝（上顎神経）の場合は、眼窩下孔、頬骨部、上顎部、頬骨弓部

ハ 第三枝（下顎神経）の場合は、オトガイ孔、下顎部、頬骨弓部

(2) 全身操作＝局部治療後において全身操作の指圧を行ない、とくに頸部、項部、肩甲上部、肩甲間部に重点をおいて行ない、自然癒能力の喚起に努める。

なお本症も医師との協力が望ましく、原因を除くことに留意しなければならない。

〈経絡の重点的経穴〉

(1) 第一枝（攢竹◫$_{2}$ 曲差◫$_{3}$ 陽白⏃$_{14}$ 上星○$_{22}$ 絲竹空△$_{23}$ 下関⦶$_{7}$ 耳門△$_{21}$ 和髎△$_{22}$ 百会○$_{19}$）

(2) 第二枝（四白⦶$_{2}$ 巨髎⦶$_{3}$ 瞳子髎⏃$_{1}$ 下関⦶$_{7}$ 客主人⏃$_{3}$ 顴髎□$_{18}$）

(3) 第三枝（大迎⦶$_{5}$ 頬車⦶$_{6}$ 地倉⦶$_{4}$ 耳門△$_{21}$ 頷厭⏃$_{4}$ 懸顱⏃$_{5}$ 懸釐⏃$_{6}$）

〈参　考〉

(1) ヴァレイ圧痛点＝第一枝（眼窩上孔点、前頭点＝前頭結節、頭頂点＝頭頂部）

第二枝（眼窩下孔点、鼻翼点＝鼻翼、頬骨点＝頬骨結節直下）

第三枝（オトガイ孔点、下顎点＝下顎骨下縁、側頭点＝側頭部中央）

(2) 三叉神経痛の原因＝脳底腫瘍、膿瘍、脳膜炎、動脈瘤、副鼻腔疾患、齲歯（むしば）、伝染病（インフルエンザ・腸チフス・マラリヤ等）、新陳代謝障害、中毒等。

(3) 症候＝発作はしばしば寒冷刺激、談話、咀嚼、振動により誘発される。粘膜は灼熱腫脹し、汗、涙、唾液の分泌が著しくなり、鼻粘膜分泌も増加する。圧痛点は各分枝に特有で、第一枝は眼窩上孔、第二枝は眼窩下孔、第三枝はオトガイ孔に現われる。とくに第一枝の分布領域に帯状疱疹（帯状ヘルペス）を伴うこともある。

帯状疱疹＝水疱性皮膚疾患の一種で、原因とし帯状疱疹ビールスによると考えられている。ビールス性の神経炎乃至神経痛のとき顔には、小さな火傷の水疱のようなものが一列に並んででき、それが激痛を伴うことがある。これは目や耳にもできる。

3 肋間神経痛

肋間神経の走行に一致して胸郭或は腹部に、帯状または半環状の疼痛が発作性に起り、その痛みは背部から肋骨に沿い胸部または上腹部に放散し、甚しき苦痛を訴えるものである。

＜指圧による治療法＞

(1) 局所治療＝患者をして患部を上にした姿勢をとらしめ、患者の訴える左記の圧痛点を中心としてその周囲を細かく根気よく、やや強めの指圧を加える。

(2) 圧通点の所在＝第五～第九肋間神経の区域において、脊柱点（脊柱のわき）側胸点（腋窩線上）胸骨点（胸骨側縁）腹壁点（腹直筋外縁）

(3) 全身治療＝局所治療後、軽い全身操作を行なって自然癒能力を喚起する。病状に応じては医師と協力することが望ましい。

＜経絡の重点的経穴＞

(1) 脊柱点（厥陰俞◫13 肺俞◫12 心俞◫14 膈俞◫15 肝俞◫16 胆俞◫17 脾俞◫18 身柱○11 神道○10 霊台○9 至陽○8 筋縮○7）

(2) 側胸点（雲門●2 淵腋⚠22 輒筋⚠23 大包◑21 周栄◑20 胸郷◑19 天谿◑17 食竇◑18）

(3) 胸骨点（俞府◨27 彧中◨26 神蔵◨25 霊墟◨24 神封◨23 歩廊◨22 璇璣⬬21 華蓋⬬20 紫宮⬬19 玉堂⬬18 膻中⬬17）

(4) 腹壁点（鳩尾⬬15 巨闕⬬14 幽門◨21 期門▲13 日月⚠24 腹哀◑16 章門▲12 不容⦶19 承満⦶20 梁門⦶21）

(5) 上肢（俠白●4 大淵●9 極泉■1 青霊■2 少衝■9 天泉▲2 大陵▲7 三里○10 陽谷□5）

(6) 下肢（丘墟⚠39 地五会⚠41 俠谿⚠42）

＜参　考＞

(1)　原因＝肋骨疾患（肋骨の打撲・肋骨カリエス）や脊髄疾患（結核・梅毒・癌等）による神経障害、大動脈瘤の圧迫、脊髄癆または梅毒性脊髄膜炎、腫瘍等の圧迫、癒着などにより、症候性の肋間神経痛を惹起する。このような症候性の肋間神経痛は、原因をなしている疾患の治療が先決であるから医師の治療が適切である。

(2)　症候＝肋骨神経の走行分布に一致して、第五～第九肋間神経が最もしばしば興奮を起して、胸郭或は腹部に、帯状または半環状に疼痛が起る。数個の神経域にわたることが常である。通常一側に来たり、左側に多い。疼痛は激烈で、このため患者は深呼吸、咳嗽（せき）談話等を中止するに至る。

(3)　圧痛点＝真性肋間神経痛は単なる疲労より起る場合が多く、特異な圧痛点（脊柱点、側胸点、胸骨点、腹壁点）を有するが、これは指圧の適応症である。これらの圧痛点は肋間神経の皮神経の出現する場所に相当する。

(4)　乳房痛＝肋間神経痛の特殊型として、乳房痛がある。主として若い神経質の婦人に来たり、疼痛は持続的のことあり、また発作性にきたり、嘔吐を伴うこともある。

4　上肢の神経痛

上肢の神経痛はそのほとんどが神経炎であって真性の神経痛は少ないといわれている。

肩の附根《つけね》から腕へ、更に手にかけてピリッと痛みが走り、肩や背中の肩甲骨の上、腕を押えると左図のような点が痛む。痛み方は慢性で夜がひどく、とくに、肩の上から母指にかけて、腕の上側を痛みが走り、或は腋窩から小指、薬指にかけて痛む等種々の症状が現われる。これらは腕神経叢の神経炎―神経痛に原因する場合が少なくない。

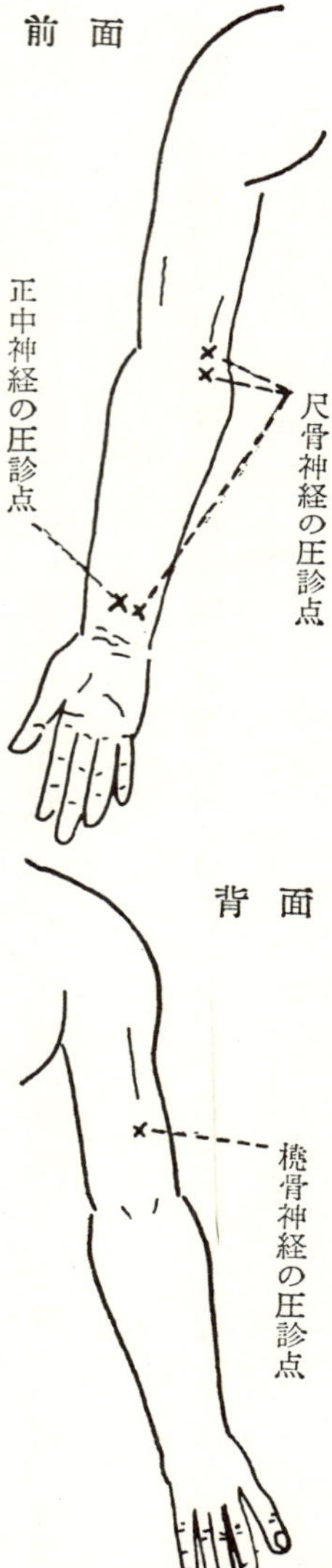

本症は神経炎の場合が多いから、医師の診断に基き善処することが望ましい。

〈指圧による治療法〉

(1) 局所治療＝前頸部とくに胸鎖乳突筋の上、即ち腕神経叢のある部を静かに入念に指圧し、次いで肩甲上部、棘下部をもよく指圧して左記の症状に応じて、各罹患神経の経路に沿って静かに且つ深部に透徹するような指圧を繰返し実施する。

イ 橈骨神経痛の症状＝上腕、前腕の後側、手及び指の橈側背面に疼痛を訴える。

ロ 正中神経痛の症状＝上腕前内側、前腕前側、手及び指の橈側掌面に痛みを訴える。

ハ 尺骨神経痛の症状＝上腕の内側、前腕の内側、手部の尺側に疼痛を訴える。

(2) 全身操作＝局所治療後、指圧による全身操作を行ない、自然癒能力を養い、全身の調整を行なう。

＜経絡の重点的経穴＞

(1) 橈骨神経痛　前腕（列欠●[7] 経渠●[8] 陽谿○[5]）上腕（臂臑○[14] 五里○[13] 肘髎○[12]）

(2) 尺骨神経痛　前腕手（神門■[7] 陰郄■[6] 養老□[6] 前谷□[2] 腕骨□[4]）上腕（青霊■[2]）

(3) 正中神経痛　前腕（郄門▲[4] 内関▲[6] 大陵▲[7]）手（労宮▲[8] 中衝▲[9]）

(4) 上肢神経痛

イ 上腕（天府●[3] 臑会△[13] 消濼△[12] 天井△[10] 肩髃○[15] 臂臑○[14] 肘髎○[12] 肩貞□[9] 小海□[8]）

ロ 前腕（通里■[5] 曲沢▲[3] 曲池○[11] 温溜○[7] 養老□[6] 四瀆△[9]）

ハ 前頸部（天鼎○[17]）

ニ 肩甲上部、棘下部（巨骨○[16] 秉風□[12] 曲垣□[13] 天宗□[11] 臑俞□[10]）

ホ 肩甲間部（附分□[37] 神堂□[46]）　**ヘ** 腹部（巨闕●[14]）

＜参考＞

(1) 上肢の神経痛の原因＝風邪（かぜ）、冷え、外傷（打撲・挫傷）、骨・関節・筋の炎症、リウマチ、アルコール中毒、新陳代謝障害、脊髄の疾患、心臓病等による。

(2) 神経炎と神経痛＝知覚神経線維の中で、痛覚神経線維は一番細く（四ミクロン以下）刺激に最も敏感で、一寸変化が起っても警戒信号の疼痛を起すものである。しかし神経炎は、神経そのものに解剖的の変化（器質的変化）がきているので、疼痛のみならず、そのうちに運動が不自由になったり、その神経の支配する筋肉が衰え、力が弱くなったり、変な感じ（人の身体を触わるような、しびれが切れたような、虫が這うような、ピリピリするようないろいろな変な感じ）が起ったり、全く感覚がなくなったりする。このとき、皮膚の上から神経を探ぐって指で圧すと強く痛む。これが神経炎の症状である。

神経痛は前の項で述べたような症状であるが、神経炎は鈍痛が慢性に尾を引いて絶えず痛んでいる。神経炎は種類が多く、かつて神経痛だと思われていたものが実は神経炎であることも少くないから、疑問のあるときは一応医師の綿密な診察を受けさすことが必要である。

(3) 神経痛は、真性神経痛と、種々な病気の症状としての神経痛(症候性神経痛)とに分けられる。真性神経痛はその原因は不明であるが、アレルギー性らしい。症状としての神経痛の主なものは各種の神経炎であって、これもまたアレルギー体質が関係しているが、神経そのものに解剖的な組織の変化が起ってくる点が前者とちがう。そのほか神経痛とまぎらわしいものに、反映痛（内臓知覚反射による連関痛）やカウザルギー（灼熱痛、植物神経の異常が主）、リウマチや筋痛などいろいろの病気がある。

（泰井俊三博士著「神経痛とリウマチ」参照）

5　後頭神経痛

後頭部には頸髄から出ている大後頭神経、小後頭神経等が分布しているが、この神経がいろいろな原因（貧血・風邪・動脈硬化等）で炎症を起し、ザクザクとうずく。左右同時に起って首すじも痛み、下顎に痛みが拡散することもある。

＜指圧による治療法＞

(1) 局所治療＝頸部、項部、後頭部、耳後を入念に指圧し、圧痛点に対しては静かに、ゆっくりと力を加えて指圧を行なう。次いで肩甲上部、棘下部をよく指圧する。

(2) 全身操作＝局所治療ののちに全身の指圧を行なって自然癒能力を喚起し、徐々に全身の調整を行なう。なお本症は、原因を除くことが第一義であるから医師との協力が望ましい。

＜経絡の重点的経穴＞

(1) 後頸部、項部（天柱◫9　風池⏃20　瘂門○14　天牖△16）

(2) 後頭部（通天◫[6]・絡却◫[7] 脳空◬[19] 後頂○[18] 竅陰◬[11] 顱息△[19] 完骨◬[12]）

(3) 肩甲上部（肩井◬[21] 天髎△[15]） (4) 棘下部（臑兪□[10] 天宗□[11]）

＜参　考＞

(1) 原因＝貧血、風邪、動脈硬化、急性伝染病、項部外傷、頸椎結核、梅毒等による。

(2) 症状＝後頸部の髪の生え際から後頭部或は耳の後部等が痛む。大後頭神経痛は後頸部から始まり、後頭部を経て頭頂部に達する疼痛がある。小後頭神経痛は後頭部から耳部に向って側頭部に存在する疼痛がある。

6 五　十　肩

四十肩、肩甲関節周囲炎、表形性肩関節症、肩関節拘縮症等がある。原因は複雑で、過労、外傷、動脈硬化等のため組織の栄養不良によって、肩のところに線維組織炎がおきるのが主であるらしい。

＜指圧による治療法＞

(1) 局所治療＝局部の血液循環をよくすることが肝要であるから、患者をして患部を上にする横臥の姿勢をとらしめ、頸部、肩甲上部、肩甲下部、棘上部、三角筋、腕の附根《つけね》の指圧をやや強めに繰り返し行ない、次いで上肢全般の指圧をなす。最後に患者の堪え得る範囲においての他動運動を行なう。

(2) 全身操作＝局所治療後に全身操作を行ない、組織の老化を防ぎ、自然癒能力の喚起に努める。

＜経絡の重点的経穴＞

(1) 胸部（中府●[1] 雲門●[2]）

(2) 肩甲上部（天髎△[15] 巨骨○[16] 秉風□[12] 曲垣□[13] 肩外俞□[14]）

(3) 棘下部（天宗□[11] 臑俞□[10]）

(4) 上肢（天府●[3] 肩貞□[9] 肩髎△[14] 肩髃○[15] 臑会△[13] 臂臑○[14] 消濼△[12] 清冷淵△[11] 五里○[13] 小海□[8] 三里○[10] 合谷○[4]）

(5) 肩甲間部（附分◫[37] 魄戸◫[38] 膏肓◫[39] 神堂◫[40]）

＜参　考＞

症状＝一般に四〇～五〇才前後に起る。多くの場合、肩甲部の疼痛をもって始まり、ときに前腕や後頭部に疼痛が拡散する。運動障害は上腕の外転、外旋障害があり、殊に高い所のものをとるときや、外套を着ることや、婦人では結髪が不自由で、不用意に腕を動かすと肩関節部に電撃的疼痛を起すことがある。関節の腫脹は認められない。この状態は六～七カ月から時に一年半も持続することがある。神経痛のように、発作的に痛んでくることは少ない。

7 腰痛

腰痛は骨、筋肉、内臓、神経等いろいろな病気からくる。即ちキックリ腰といわれる椎間板ヘルニアに由来するもの、外傷（打撲・捻挫等）によるもの、腎臓疾患、婦人病、その他高血圧、脚気、糖尿病などの全身病、脊椎や腰部の筋の炎症、感冒などの熱病等により起る。単純性腰痛は指圧療法の適応症であるが、その他は一応医師の診療によるのが賢明である。

＜治療上の注意＞

(1) 原因である疾患の治療が第一である。
(2) 安静と運動を適度に行なうこと。
(3) 日光浴や栄養に注意し、とくに肉食は制限した方がよい。
(4) 温泉療法は血行を盛んにし、鎮痛の効果があるから使用した方がよい。

＜指圧による治療法＞

(1) 局所治療＝伏臥の姿勢をとらしめ、主として腰部、仙骨部に対し、始めは極く静かに母指頭での一点圧を行ない、患者に患部に対する手応えの状況を聞きながら、腰部の深層筋や、神経に力が達するように強圧を行ない、次いで大殿部、下肢の指圧をも充分行なう。

(2) 全身操作＝局所治療後に指圧による全身操作を行ない、自然癒能力の喚起に努める。

＜経絡の重点的経穴＞

(1) 腰部（三焦俞◫20 腎俞◫21 志室◫48 気海俞◫奇 大腸俞◫22）

(2) 仙骨部（小腸俞◫23 膀胱俞◫24 中膂内俞◫25 上髎◫27 次髎◫28 中髎◫29 下髎◫30）

(3) 大殿部（胞肓◫49 秩辺◫50）

(4) 下肢（環跳⚠30 髀関⦶31 気衝⦶30 伏兎⦶32 巨虚上廉（上巨虚）⦶37 陽陵泉⚠33 陽輔⚠37 陰陵泉◑9 地機◑8 丘墟⚠39 合陽◫51 崑崙◫56 委中◫36）

＜参　考＞

(1) 椎間板ヘルニア＝椎体と椎間円板の境にあるガラス軟骨がもし破れると、骨の中へ髄核が飛び出すし、脊椎体の後（つまり脊髄の前）を縦に走っている長い靱帯が破れると、脊柱管の中へはみ出して神経根を圧迫する。これを椎間板ヘルニアという。髄核は二十才位からぼつぼつ水分を失って弾力性が乏しくなり、形も変ってくる。線維輪は三十才位から弱り出す。そのため三十才四十才頃になると無理な力で線維輪が裂けて、椎間板ヘルニアを起し易くなる（泰井俊三医博著「神経痛とリウマチ」参照）。この症状は、腰部の第四、第五椎間軟骨に多くみられる。

(2) 椎間板の組立て＝椎間板は脊椎の椎体と椎体の間にはさまって、椎体を結びつけている弾力性のある線維輪でできており、線維輪のまん中の少しうしろよりに髄核があり、これは軟骨細胞や軟骨線維からできていて、発育期にはここから軟骨がつくられていく。これはゼラチンのような弾性体で、線維輪の間をよく動く。

8　頭　痛

頭痛は種々な疾患の症候として現われるものである。例えば風邪、神経衰弱、ヒステリー、脳出血の前駆症、煙草や酒の中毒、消化器、呼吸器、生殖器、泌尿器等の疾患の一つの症状として起ってくるものである。従ってその原因を探求してこれを除去することが最も大切であるが、対症療法を施すことも必要である。(対症療法とは、病の原因を考えないで、病の結果である症状、この症状を除くために行なう療法)

〈指圧による治療法〉

(1)　局所治療＝患者をして横臥の姿勢をとらしめ、頸部、項部、頭部を静かに入念に指圧を行ない、頭蓋内の血量を調節して、疼痛の鎮静に努め、次いで肩甲上部、肩甲間部に対しても漸増漸減の通常圧法を行ない、疼痛の誘導に役立たしめる。

(2)　全身療法＝とくに上肢に重点をおいて指圧による全身操作を行ない、自然癒能力の喚起に努める。

〈経絡の重点的経穴〉

(1) 頭部（瘂脈△[18] 頭維⦶[3] 脳戸○[16] 強間○[17] 後頂○[18] 百会○[19] 前頂○[20] 顖会○[21] 頷厭⚠[4] 懸釐⚠[6] 天衝⚠[9] 完骨⚠[12] 本神⚠[13] 目窓⚠[16] 正営⚠[17] 承霊⚠[18] 脳空⚠[19] 五処◫[4] 承光◫[5]）

(2) 項部（風府○[15] 瘂門○[14] 風池⚠[20] 天柱◫[9]）

(3) 肩甲上部（肩井⚠[21] 秉風□[12] 曲垣□[13]）

(4) 肩甲間部（大杼◫[10] 風門◫[11] 心俞◫[14] 附分◫[37] 陶道○[12] 至陽○[8]）

(5) 上肢（通里■[5] 陰郄■[6] 神門■[7] 少府■[8] 大陵▲[7] 陽谿○[5] 温溜○[7] 曲池○[11] 臂臑○[14] 少沢□[1] 後谿□[3] 腕骨□[4] 支正□[7] 肩貞□[9] 天宗□[11] 関衝△[1] 液門△[2] 中渚△[3] 三陽絡△[8] 清冷淵△[11] 消濼△[12]）

(6) 下肢（伏兎⦶[32] 三里⦶[36] 豊隆⦶[40] 解谿⦶[41] 竅陰⚠[43] 陽陵泉⚠[33]）

＜参　考＞

(1) 特発性頭痛＝原因不明。症状としては一般に瀰漫性（ひろがりはびこること）持続性である。神経性のものが多い。

(2) 症候性頭痛＝種々の疾患の症状として起ってくる。

(イ) 原因＝各種の脳膜炎、脳腫瘍、脳膿瘍、脳梅毒、脳動脈硬化症の如き脳疾患、急性伝染病、消化器障害（ことに便秘）、各種の中毒や尿毒症、心臓血管疾患、婦人科疾患、内分泌異常、精神病、耳鼻科や眼科疾患、煙草や酒の中毒、風邪、むし歯等。

(ロ) 症状＝軽度のときは頭の圧迫感であるが、高度になれば嘔吐等を伴う激烈なものとなる。時間的にも変動のあることあり、尿毒症では朝、梅毒や萎縮腎では夜間激しい。またこの起る部位も前頭、後頭等に区別し得る。また限局性、汎発性（全般的におこる）、浅在性、深在性等種々ある。更に発作性（病気の急に起ること）にくるもの、持続性にくるもの、突発性にくるもの等を挙げ得る。一般に瞳孔不同症、斜視（一般の視線が、正しく視る目標に向わないように眼球が変位している状態をいう）、鬱血乳頭（視神経乳頭の浮腫性腫脹）、痙攣等のあるときは器質性障害のあるものと考えてよい。

(ハ) なお、頭痛に伴ってくる症状には頸部ことに後頸部、項部、肩甲上部、背部等に凝りを生じ、眩暈（めまい）、眼のちらつき、胃の不快感等も少くない。

9 偏頭痛

偏頭痛は発作的に、頭の半分または顔の半面にかけて烈しい痛みがあり、嘔吐を伴うことがある。これは主に神経症の症状として現われる。

〈指圧による治療法〉

大体、頭痛に同じ、とくに患部と分界項線、頸椎側に重点をおいて入念な母指指圧を行なう。なお肩背部の指圧を入念に施し、痛みの誘導に役立たしめることも肝要である。

次いで全身操作を行ない、心身の過労を除き、便通を調整し、十分な睡眠を取らしめるようにすることも忘れてはならない。

＜経絡の重点的経穴＞

(1) 頭部（角孫△[20] 玉枕□[8] 後頂○[18] 頷厭△[4] 懸顱△[5] 曲鬢△[7] 率谷△[8] 天衝△[9] 完骨△[12]

(2) 分界項線（風池△[20] 天柱□[9] 風府○[15]）

(3) 顔面（瞳子髎△[1] 客主人△[3] 陽白△[14] 和髎△[22] 攅竹□[2]）　(4) 頸部（翳風△[17] 天牖△[16]）

＜参　考＞

(1) 偏頭痛の原因＝明かでないが、誘発するものは神経症（ノイローゼ）、貧血、心身の過労、煙草、酒の中毒、生殖器疾患の反射等である。

(2) 症状＝発作的に偏側性に頭痛があり、発作は二、三時間〜数日等種々ある。頭痛に伴って耳鳴り、眩暈、思考力、記憶力、視力の減退、食欲不振、便秘、肩凝り等を起すことがある。

10 歯　痛

齲歯《うし》（むしば）、歯槽膿漏、歯根膜炎、生歯等が原因となって歯痛を起す。

歯痛は歯科専門医の治療が望ましいが、対症療法の指圧も効果がある。

＜指圧による治療法＞

(1) 局所治療＝まず前頸部、横頸部の指圧をやや強めに行ない、肩甲上部、肩甲間部の指圧をも入念に行なう。次いで痛む患部は母指でごく静かに持続的に圧を加え、患部の搏動がある程度納まるまで行なう。

(2) 全身操作＝痛みが緩和したならば全身操作を行ない、自然癒能力の喚起に努める。

＜経絡の重点的経穴＞

(1) 上歯痛（四白⦶[2] 巨髎⦶[3] 迎香○[20] 禾髎○[19] 下関⦶[7] 上関（客主人）⧍[3] 天柱◫[9]）

(2) 下歯痛（大迎⦶[5] 頬車⦶[6] 聴会⧍[2] 客主人⧍[3] 下関⦶[7] 天容□[17]）

(3) 上、下歯痛共通の経穴

イ 上肢（商陽○[1] 二間○[2] 三間○[3] 合谷○[4] 陽谿○[5] 偏歴○[6] 三里○[10] 液門△[2] 三陽絡△[8] 四瀆△[9] 天井△[10] 臑会△[13] 肩髎△[14] 温溜○[7]）

ロ 項部（天柱◫[9] 風池⧍[20]）

ハ 頭部（翳風△[17] 角孫△[20] 懸釐⧍[6] 浮白⧍[10] 目窓⧍[16] 正営⧍[17] 承霊⧍[18] 百会○[19]）

ニ 顔面（禾髎○[19] 迎香○[20] 顴髎□[18] 聴宮□[19] 耳門△[21] 四白⦶[2] 巨髎⦶[4] 地倉⦶[3] 大迎⦶[5] 頬車⦶[6] 下関⦶[7] 聴会⧍[2] 承漿●[24]）

ホ 下肢（衝陽⦶[42] 内庭⦶[44]）

ヘ 肩甲上部（巨骨○[16] 肩井⧍[21] 天髎△[15]）

ト　肩甲間部（厥陰俞□13　膏肓□39　身柱○11）

＜参　考＞

(1)　虫歯（齲蝕症）＝歯牙の硬組織を侵す疾患で、口腔に常在する細菌の醱酵作用により、含水炭素から乳酸が作られ、この乳酸により歯牙硬組織の石灰を脱却さす。好発部位は歯の溝、小窩隣接面、歯頸部のように食物の残渣が停滞し易く、清掃の不充分な個所である。初期には自覚症状はないが、進行すると圧、冷、甘味、酸味などに対して痛みを発するようになる。更に進んで歯髄まで達すると歯髄炎をおこして激しい痛みを伴うようになる。

(2)　歯槽膿漏＝歯の周囲の歯肉、歯槽から膿が出て、歯ぐきは紫赤色に腫《は》れ、出血し易くなる病気である。歯石（歯牙の周囲に生理的状態に於いて見られる石灰様沈着物をいう）などの刺激、動物性食品の過食、全身的な慢性病があると起り易い。症状は歯肉、歯槽骨が消失してくるので歯が動き易くなり、歯ぐきを圧迫すると膿汁が出るようになる。

(3)　歯根膜炎＝歯の根もとをとりまいている歯根膜を中心として、歯の周囲組織全体に炎症が波及して行く病気で、細菌の感染によって起る。齲蝕症（むしば）から歯髄炎をおこし、それに続発することが多い。症状は歯がおし出されたような感じがして、噛み始めに痛み、噛みしめるとなくなる。骨に炎症が波及して膿がたまるようになると疼痛が高まり、発熱することもある。慢性化したものは歯のういた感じが続く。

七、運動器系（骨格・筋肉）疾患の治療法

運動系の疾患には指圧の適応症が少なくない。とくに関節面及び関節内の新陳代謝が不充分のため疲労を感じ、関節がボキボキ鳴るような場合、また内臓諸臓器に異常があるとみられる連関痛としての内臓運動反射や、内臓知覚反射が、筋、腱、靱帯等に現われる場合、これらの症状を緩解することにより治病効果をあげることが少なくない。すなわち、指圧療法により圧反射の喚起や、血液循環を旺盛にして新陳代謝を充分行わしめることにより、生体に備わっている自然癒能力を喚起するものである。

㈠ 肩凝り

肩こりは、肩の筋群に一種の不快な緊張や圧重感を覚えるもので、肩甲上部や上肢の過度の使用によって起る場合と、精神の過労や内臓諸臓器の内臓運動反射として見られる場合がある。

〈**指圧による治療法**〉

(1) 局所治療＝原因によって相違はあるが、後頸部、項窩、肩甲上部、肩甲間部、棘下部に重点をおいて快圧の通常圧法、緩圧法を繰返し行なう。

(2) 全身操作＝局所治療の後に全身操作を行なって自然癒能力を喚起し、全身の違和を除き、不調和を緩解する。この際、腰部、腹部に重点をおき入念な指圧を行なう。

〈**参　考**〉

(1) 肩こりは外国の医書には見られないもので、漢方では研究されている。阪大内科の故小沢修造博士の研究によると、ビタミンB_1不足による〝潜在性脚気〟の症状として現われるということである。（杉靖三郎博士著「家族みんなの健康」参照）

〈**経絡の重点的経穴**〉

(1) 頭部（百会○[19]）　(2) 頸項部（天窓□[16] 風池△[20] 天柱◫[9] 風府○[15] 瘂門○[14]）

(3) 肩甲上部（肩井△[21] 秉風□[12] 曲垣□[13] 肩外俞□[14] 肩中俞□[15] 天髎△[15] 巨骨○[16]）

(4) 棘下部（天宗□[11] 臑俞□[10]）

(5) 肩甲間部（大杼《じょ》◫[10] 肺俞◫[12] 厥陰俞◫[13] 附分◫[37] 膏肓◫[39]）

(6) 腰部（命門○[4] 腎俞◫[21] 志室◫[48]）

(7) 胸腹部（中府●[1] 膻中⬬[17] 巨闕⬬[14] 期門◮[13] 日月△[24] 章門◮[12] 中脘⬬[12] 天枢⦶[25] 石門

●5関元●4中極●3）

(8) 上肢（臑会△13消濼△12曲池○11三里○10四瀆△9）　(9) 下肢（三里①36）

(二) リウマチ

リウマチは原因がまだはっきりしないが、一般にリウマチといえば

イ　痛みが身体の方々を飛び廻り

ロ　その痛みが天候と関係が深い

という二点が特徴となっている。ちなみに日本医師会公認のリウマチの定義は「関節、筋肉等の炎症や変性、新陳代謝障害、ホルモン障害によって痛みを来たす症候群（病的状態）をリウマチという」となっている。

本症は寒冷、湿潤の候に多く、ことに秋、早春に多い。

＜指圧による治療法＞

(1) 全身操作＝体質改善に留意することを第一義として、自律神経やホルモンの調整を行なうため入念な全身操作を行ない、とくに頸部、肩甲間部、肩甲下部、腰部、腹部に重点をおき、腫脹している患部を入念に静かに根気よく、指圧掌圧を繰返し施術する。

(2) 慢性のものは治癒までに相当日時を要するから、治患一体となって治療に当らなけ

れば効果は望めない。なお関節変形や拘縮を防ぐため、関節屈伸の自・他動運動を充分行なわしめる。

＜参　考＞

(1) 医学大辞典によれば、リウマチ患者に問診すると扁桃腺炎のあることが多い。悪寒、戦慄と共に関節の腫脹を来たすことは稀で、多くはまず全身に牽引性の疼痛を覚え、次第に一〜二の関節に限局する。

(2) 体温は四〇度Cにも達する。他の関節または臓器に躍進を来たすごとに、新たな発熱を伴う。

(3) 関節の所見は定型的の炎症症状即ち発赤、熱感、疼痛、腫脹を示す。最も多く使用される関節が常に侵され、不規則な発汗が昼も夜もあり、ことに夜多く、尿量は減少し濃厚となる。

(4) 汗は特有で一種の甘酸いような臭気を有し、且つ強く酸性である。発作後に白血球が著しく増す。

(5) 赤沈（赤血球沈降速度）は甚だ速進する。心内膜炎を起すことが多く、ことに左房室弁（僧帽弁、二尖弁）の侵されることが最も多い。罹患者は一〇〜三〇才の人に多い。本症を膠原病ともいう。

(三) 関節リウマチ

発熱及び多発性関節炎を主徴とする。関節の侵される所は足、膝、手、肩の関節が最も多い。大体大きな関節から始まるものは急性で治り易く、小さい関節から始まるものは慢性になり易いといわれている。

＜指圧による治療法＞

(1) 急性リウマチの極期には安静にし、解熱、消炎後に、全身指圧を行なって自然癒能力を喚起する。

(2) 指圧の重点部位は、肩甲上部、肩甲間部、肩甲下部、腰部、腹部、と患部であって、とくに患部に対しては懇切丁寧に指圧を行ない、慢性症に対しては患部の血行を良好にし、関節の拘縮を防ぐ目的で入念に指圧、掌圧を行ない、他動運動をも加味する。

(3) 本症は根気よく気長に継続して治療することが望ましい。

＜参　考＞

(1) 原因＝未知病原体の感染、連球菌、結核菌、アレルギー等の諸説がある。

(2) 症状＝多くは上気道炎症経過一～二週後、突然、膝、足、肩、肘等の大関節の腫脹、疼痛滲出液貯溜を来たす。他の諸関節にもくることがある。熱は中等、不規則、弛張性（一日中の熱の差が一～一・五度C以上）で、戦慄なく、強い発汗が特有である。しばしば弁膜症を残す。血液は白血球が増大し、赤沈は甚だ速進する。急性関節リウマチは大抵治癒するが、慢性に移行したものは治癒しにくい。

(四) 筋肉リウマチ

リウマチの全身症状の一部として筋肉リウマチが起ってくる。つまり筋肉細胞のまわり、筋束のまわりを取り巻く結合組織に炎症が起り、変性や萎縮も起る。また同時に腱鞘、脂肪組織、粘液嚢、骨膜、神経鞘などの炎症を伴って複雑な痛みを起すこともある。本症は頸、肩、背中、胸、腰の筋肉に起り易い。なお大なり小なり関節リウマチを伴うのが普通である。

〈指圧による治療法〉

全身操作＝本症は自然癒能力を喚起する目的で全身操作を行ない、患部に対しては入念に指圧、掌圧を繰返し行なう。

〈参　考〉

(1)　原因＝不明

(2)　症状＝本症は突発的に起り、激痛のことが多く、時に疼痛が徐々に増強することがある。罹患筋に圧痛性の硬結を触れることが多く、また筋痙攣のあることもある。運動に際し疼痛を訴える。急性症状は数日～数週で消退するが、慢性にも移行する。鈍痛はことに夜間、或は活動しているときに起り、耐え難き鈍痛である。慢性のものは低気圧になれば痛み出し、しばしば天気予報をすることがある。

＜経絡の重点的経穴＞（リウマチ・関節リウマチ・筋リウマチ共通）

(1) 肩甲上部（天髎△15　肩外俞□14）
(2) 肩甲外縁（臑俞□10）　(3) 背部（心俞◫14　肝俞◫16　腎俞◫21　身柱◯11）
(4) 仙骨部（小腸俞◫23　次髎◫28）　(5) 腹部（巨闕●14　中脘●12）
(6) 上腕（肩貞□9　天泉▲2　肩髎△14　臑会△13　消濼△12　肘髎○12）
(7) 前腕（大淵●9　内関▲6）　(8) 手（労宮▲8　陽谿○5　腕骨□4）
(9) 大腿（環跳◬30　中瀆◬31　陽関◬32　委中◫36　曲泉◭8）
(10) 下腿（犢鼻①35　巨虚下廉①39　飛陽◫54　膝関◭7　太谿◨3）
(11) 足（地五会◬41　中封◭4）

(五) 関節炎

関節炎は原因により種々な種類があり、指圧の禁忌症が多い。通例、外傷に続発する漿液性関節炎は適応症とみられている。

＜指圧による治療法＞

(1) 局所指圧＝患部の周囲を極く静かに指圧を行ない、患部に対しては触手を行なって疼痛の緩和を図る。これを繰り返し行なうことにより、局所に白血球が増加し防衛の働きをなし、自然癒能力が旺盛になる。

(2) 次に全身療法をも行なう。

＜参　考＞

(1) 急性関節炎＝本症には漿液性関節炎、漿液線維素性関節炎（急性関節リウマチ）、化膿性関節炎（淋菌性関節炎）等がある。

(2) 慢性関節炎＝本症には結核性関節炎、梅毒性関節炎等がある。

＜経絡の重点的経穴＞

(1) 肩関節部（肩髃○15　臑俞□10）

(2) 肘関節部（曲池○11　少海■3　尺沢●5）

(3) 橈骨手根関節部（陽池△4　養老□6　大陵▲7　神門■7）

(4) 膝関節部＝（梁丘⦶34　血海◑10　三里⦶36　陽陵泉⚠33　委中◫36）

(5) 足の関節部（照海◨5　然谷◨2　丘墟⚠39　崑崙◫56）

(六) 骨　折

骨折には単純骨折と複雑骨折があり、骨組織の連絡が部分的、或は完全に離断された状態をいう。指圧療法は整復癒着後において、筋萎縮、関節拘縮等を防ぐために行なう。

〈指圧による治療法〉

骨折の治療は整復、固定、後療法の三段階に分けて行なわれるが、指圧では後療法のみに限られている。その方法として、

(1) 骨折部の周囲に対して極く静かな指圧、掌圧を反復して行ない、骨折部の骨組織の再生増殖を促がす。

(2) 次に骨折部に近い関節が不動拘縮を起すことが多いから、なるべく早期に関節運動法を行なうことが望ましいが、骨折部の動揺を来たさないよう細心の注意が肝要である。

(3) 最後に全身操作を行ない、局所の栄養を高めしめる。

〈参　考〉

(1) 骨折の症状（単純骨折の新しい場合の症状として）

イ　異常運動＝骨折端の両側を互いに反対の方向に静かに動かしてみて、可動性を検

する。

ロ　軋轢音＝骨折端が互いに接触するとき、硬いきしむような雑音を聴き、または触れる。

ハ　変形及び転位＝骨折端の転位により変形がみられ、触診或はレ線像で証明される。

ニ　腫脹及び皮下出血＝腫脹や皮下出血が一両日後に著明になる。

ホ　骨折痛＝a直達性局所圧痛―骨折部に著明である。b遠達性疼痛―衝撃痛、牽引痛、動揺性疼痛などで不完全骨折に重要な症状である。

ヘ　機能障害＝骨折部の支持力消失及び動揺による疼痛のために起る。

ト　レントゲン所見＝骨折形、転位の状態はこの所見により明瞭になる。

(2)　発生原因（医学大辞典より）

イ　直達骨折＝外力の作用した部位に起る。

ロ　分達骨折＝外力が作用した部位より離れた部位に起る。

ハ　特発骨折＝骨が異常に脆弱なために外力を加えられることなく、或は甚だ僅かな外力で起るものであって、次のような場合にみられる。

a　骨萎縮＝老人性、廃用性、神経性による骨萎縮にみられる。

b　骨疾患＝佝僂病、化骨不全症、化膿性骨髄炎、骨結核（カリエス）、骨梅毒、線維性骨炎、骨腫瘍等にみられる。

(七)　脱　臼

関節の骨頭と関節窩とが、正常の接触状態でなくなったものを脱臼という。本症も整復後の療法としては指圧の適応症である。

＜指圧による治療法＞

整復後の後療法としては、炎症が鎮まり、破壊された組織が再生したならば、なるべく早期に患部の指圧、掌圧を患者に苦痛を与えない程度で反復して行ない、関節運動の他動、自動運動をなさしめ、運動範囲を正常に復することに努める。次いで全身療法を行ない自然癒能力の喚起に努める。

＜参　考＞

(1)　原因＝先天性、外傷性、病的とに分ける。

イ　先天性＝胎内で起るもの、例えば先天性股関節脱臼

ロ　外傷性＝関節包を破って、骨頭が外に出るもので、関節運動を生理的範囲以上に行なうことによって起る。

ハ　病的＝滲出液が関節包にたまって、関節包が拡がって起る拡延脱臼がある。

(八)　捻　挫

暴力的な過度の関節運動や、或はその関節に不可能な運動が強制されたために、関節包や、靭帯が破れ、または断たれてはいるが、関節体相互の関係は正常であるものを捻挫という。一つの方向に制限された可動性を持つ関節、例えば膝や足関節に起り易い。

＜指圧による治療法＞

最初は冷罨法、或はプリースニッツ氏罨法を施し、関節の安静を守らせ、炎症が緩和すれば、患部に対し、静かに入念な指圧、掌圧を反復実施し、組織の再生を促がすことが必要である。また、関節の自他動運動を行ない、運動範囲を正常に復することに努める。次いで全身療法を行ない、自然癒能力の喚起に努める。

＜参　考＞

(1)　冷罨法＝綿ネルなどの布を冷水中に浸し、固く絞り、目的の患部に置いて、その上を防水布によっておおうもので、再三冷水布を取りかえる。局所の冷却を目的として行なわれるものである。不透過性罨法ともいう。

イ　その作用＝皮膚血管を収縮し、血行を遅くし、新陳代謝を妨げ、滲出抑制、鎮静、鎮痛の効はあるが、患部の癒能力は弱められるから長時間にわたって行なうことは不可である。

ロ　適応症＝急性炎症、喀血、心内膜炎、神経性心臓疾患、化膿性炎症の初期、打撲瘍、捻挫、その他の損傷に用いられるが鎮静、鎮痛に役立つのみで癒能力は弱められる嫌いがある。

(2)　プリースニッツ罨法（プ氏罨法、透過性罨法ともいう）

イ　方法＝綿ネルを摂氏一〇度乃至二〇度の冷水にひたし、これを固く絞って患部に当て、その上に毛布或はフランネルの布をおくものである。この際ゴム布、油紙などの防水布を当ててはならない。冷水に浸した布は乾いたならば交換しなければならない。プリースニッツ罨法は皮下に起った二次性充血の持続を目的として行われるものである。

ロ　作用＝局部の血行、リンパ循環をよくし、新陳代謝を旺盛にし、鎮痛、鎮静、鎮痙、鎮咳、袪痰、吸収の諸作用を促進する。

ハ　適応症＝頸部疾患、咽喉カタル、ジフテリア、胸部疾患、肺炎、気管支カタル、肋膜炎、肋間神経痛、喘息に応用する。ただし貧血、虚弱者、老人は禁忌とする。

(九) 打　撲（挫傷）

挫傷は強い鈍力によって組織が圧縮されて挫砕したものをいう。普通表面に創傷は出来ないが極めて軽度の表皮剝脱を伴うこともある。挫傷によって皮下出血、血腫或は漿液性滲漏を来たすことがある。組織の内で挫傷に対し抵抗の強いものは皮膚、腱、大血管であり、弱いものは結合組織、毛細管等である。

＜指圧による治療法＞

患部に対し、最初は静かな触手を加え、次いで患者の耐えられる程度の掌圧を繰り返し行ない、消炎、再生の促進、病的滲出物の排除、組織の栄養の増進等を図る。次いで全身操作を行なって自然癒能力の喚起に努める。

＜参　考＞

皮下出血＝皮内或は皮下組織内の出血をいい、次のような種別がある。

イ　点状出血＝これは出血が少なくて限局性の症状をいう。

ロ　溢血＝これは血液が多少とも拡がった症状をいう。

ハ　血腫＝血管外に出た血液が皮下に集って、丁度一つの腔の中へ溜ったような症状のときをいう。即ち、出血によって一カ所に相当の量の血液が溜っているもので、硬膜血腫、胎盤間血腫等である。

(一〇) 腓腹筋の痙攣

腓腹筋が病的に収縮して強直性の痙攣を起し激しい疼痛を伴う。就寝中或は足の運動の際に起る。原因としては腓腹筋の過労、下腿静脈の欝血、脚気、坐骨神経痛等にみられる。

〈指圧による治療法〉

(1) 転子上部の小野寺殿部圧点を強圧し、腓腹筋、足底の指圧、足三里①[36]の強圧、足関節、膝関節の屈伸運動をも充分行なう。

(2) 次に全身の指圧操作を行ない、とくに腰部、下腹部に重点をおいて行なう。

(3) しばしば腓腹筋痙攣を起す者には全身療法を定期的に行ない、体質改善に努める。

(二) 書痙

写字運動を主につかさどる筋肉（主として前腕の屈筋、伸筋群）の運動障害で、ペンや筆で字を書こうとすると手腕に痙攣を起す。原因は前腕等の筋肉の慢性的疲労による。

〈指圧による治療法〉

患側の前頸部（腕神経叢のある場所）後頸部、肩甲上部、棘下部及び上肢とくに前腕に重点を置いて入念な指圧をくり返し行なう。

＜経絡による重点的経穴＞

(1) 肩甲上部（肩井⚠[21] 肩外俞□[14] 肩中俞□[15]）

(2) 棘下部（天宗□[11] 臑俞□[10]）

(3) 上腕（臑会△[13] 肩髎△[14] 肩髃○[15]）

(4) 前腕（陽池△[4] 太淵●[9] 太陵▲[7] 曲池○[11] 尺沢●[5] 外関△[5] 四瀆△[9]）

(5) 手（少商●[11] 魚際●[10] 合谷○[4] 労宮▲[8] 腕骨□[4]）

(三) ねちがい

ねちがいは普通椎側筋（前斜角筋・中斜角筋・後斜角筋）、板状筋等の頸部、背部の深層筋の緊迫や硬結によるもののようで、一種の肩凝りとみなされている。

＜指圧による治療法＞

(1) 患部の深層筋に達するように、患者の訴える患部に静かな母指頭圧迫を行なうと硬結に触れる（触診）。

(2) この硬結を中心として入念な指圧を行ない、然るのち、頸部、肩甲上部、肩甲間部をよく指圧し、頸部の運動法をも加味するが、無理のない程度に止める。

(3) 次に局所操作の後に全身操作をも行ない自然癒能力を喚起する。

(三) その他

内反足、外反足、先天性股関節脱臼、斜頸等も指圧の適応症ではあるが、これらの疾患は乳幼児に対して施術するのであるから熟練した技術を必要とする。のみならず専門の外科医の指導の下に行なうことが望ましいので省略する。

〈参考〉

(1) 内反足＝足が全体として内側にまがり、足の裏が内の方に向いている状態である。

イ 原因＝先天性のものが主で、後天性は腓骨筋の麻痺によるものや、外傷によって起るもの等がある。

ロ 症状＝本症は足先きが下に下がり、内側にねじれて、足首が直角になっており、また踵骨も内反し、下腿の骨も内方にねじれる。

(2) 外反足＝足が全体として外側にまがり、足の裏の母指側が地につくようになる。即ち外反扁平足をつくるに至る。

イ 原因＝先天的のものが圧倒的に多い。

ロ 症状＝重症では足の甲が外果に接触してしまうことがあるが、軽いものは扁平足のように踵骨が外方に傾くため距骨及び舟状骨が内側方へ下り、外反扁平足となる。

(3)　先天性股関節脱臼

先天性股関節脱臼は骨頭がずれて関節包が破れないでのびた状態にある。従って治療も難しい。

症状＝新生児ではオシメを取りかえるときに股関節部に雑音があり、また図のように大腿のしわの非対称などがある。新生児の時期に発見して治療ができると結果がよいから、疑わしいときは専門医の診断を受け治療することが最も望ましい。

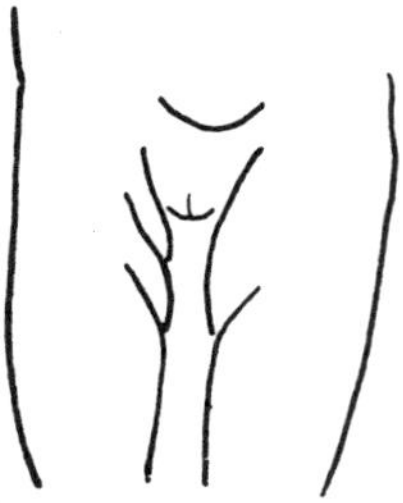

↑健側

↑患側

歩行後の場合＝脱臼があるとびっこをひく。両側が脱臼していると骨盤が前に傾き、腰椎部の前彎をもたらし、殿部を後に突き出し、あひるのように歩く。女児に多いことが特徴である。

(4)　斜　頸

頸が一側に曲って、顎が反対側に上った状態のもので、母胎の中で、胸鎖乳突筋に変化を起したため起った病気である。早い時期に手当てをすれば手術をしないで治し得るから、速かに専門医の治療を受けることが賢明である。

症状＝胸鎖乳突筋の先天性短縮によって起るものであって、頭は側傾すると共に健側に捻転する。左側筋性斜頸は頭部が患側に、おとがい（頤）が健側に廻転する患側の顔面は小さくなる。

八、新陳代謝異常及び内分泌疾患の治療法

新陳代謝及び内分泌疾患の診断は医師の手をかりなければ確定し得ないから、その施術は医師の指示に従うのが賢明である。

(一) 糖尿病

正常尿には極めて微量のブドウ糖が含まれているが、臨床的検糖法で陽性反応を呈する程度に出現したものを糖尿病という。病気が進むと自覚症状として、頭痛、疲労、倦怠、栄養不良、不眠、坐骨神経痛、肢端冷感、しびれ感、精神力減退等を訴える。なお口渇や多尿等の症状をみるし、腹が減って食欲は進むが痩せて体重は減少する。

＜指圧による治療法＞

本症に対しては全身療法を入念に行ない、とくに肩甲下部、腰部、腹部の指圧に重点をおき、一週に二、三回定期的に継続して行ない、体質改善に留意し、自然癒能力を喚起することが肝要である。

＜経絡の重点的経穴＞

(1) 後頸部（天柱◫[9] 風池⚠[20]）
(2) 肩甲上部（肩井⚠[21] 肩外俞□[14] 肩中俞□[15]）
(3) 背部（身柱○[11] 肝俞◫[16] 胆俞◫[17] 脾俞◫[18] 胃俞◫[19] 胃倉◫[46] 三焦俞◫[20] 腎俞◫[21]）
(4) 腹部（中脘●[12] 肓俞◨[16]）
(5) 上肢（三里○[10] 上廉○[9] 下廉○[8]）
(6) 下肢（三里①[36] 地機◑[8]）

＜参　考＞

(1) 原因＝ランゲルハンス島より分泌するホルモンのインシュリンの減少。
(2) 糖質代謝と糖尿病＝糖質代謝は膵臓のランゲルハンス島、下垂体、副腎（腎上体）、甲状腺等により、内分泌性に、また間脳中枢により神経性に主宰調節され、腎臓の糖排出閾も種々の病変により変動し、糖尿の発生処理は未だ不明な多くの要因がある。

体の組織が活動する時には、主に血中のブドウ糖が分解する時に生ずるエネルギーを使っているのであって、血中には普通〇・一％のブドウ糖が含まれている。この血中の糖含量は上記のように内分泌系と神経系（自律神経）によって調整されている。この調節がうまくいかないと、血糖値が高くなり、腎臓から糖が尿中に出る。これを糖尿病という。

(二) 脚気

白米食をする国にある病気で、脚気の主因はビタミンB_1の欠乏によって起る。ビタミンB_1は体内における炭水化物（含水炭素）の燃焼に関係する。B_1が欠乏すると炭水化物の分解が円滑に行われず、その中間産物である焦性ブドウ酸や乳酸が体内にたまり、神経や心臓や筋肉の中毒を起し、脚気の症状が起るのである。

＜指圧による治療法＞

全身指圧を施して体液の循環を促進して浮腫を除き、全身の栄養状態の改善を図る。次いで消化器や神経系の異常を正調にするため、とくに背部、腹部及び下肢の指圧に重点をおいて入念に施術することが望ましい。なお下肢の諸関節の運動法をも実施する。

＜経絡の重点的経穴＞

(1) 背部（身柱〇 11 心俞田 14 脾俞田 18）

(2) 腰部、仙骨部（大腸俞◫[22] 次髎◫[28] 中髎◫[29]）
(3) 腹部（巨闕⬬[14] 中脘⬬[12] 腹結◑[14]）
(4) 大腿部（髀関⦶[31] 伏兎⦶[32] 陰市⦶[33] 風市（奇穴）⚠ 中瀆⚠[31] 陽関⚠[32] 梁丘⦶[34] 血海◑[10]）
(5) 下腿部（犢鼻⦶[35] 膝眼（奇穴）⦶ 三里⦶[36] 巨虚上廉（上巨虚）⦶[37] 条口⦶[38] 巨虚下廉（下巨虚）⦶[39] 豊隆⦶[40] 陽陵泉⚠[33] 外丘⚠[35] 陽輔⚠[37] 承筋◫[52] 承山◫[53] 飛陽◫[54] 跗陽◫[55] 僕参◫[57] 陰陵泉◑[9] 地機◑[8] 漏谷◑[7] 三陰交◑[6] 太谿◨[3]）
(6) 足部（行間◭[2] 照海◨[5] 丘墟⚠[39] 臨泣⚠[40]） (7) 上肢（神門■[7]）

(三) バセドウ病

ドイツのバセドウという医師が、一八四〇年に、甲状腺肥大、心悸亢進、眼球突出の三徴候のある病気を発見し、これをバセドウ病と称することになった。本症は甲状腺の機能亢進により、心搏が急速し、甲状腺が腫大し、眼球が突出し、興奮し易く、神経過敏となり、不安、不眠の状態がつづき、疲労し易くなる。食欲は亢進するがやせる。

＜指圧による治療法＞

初期或は軽症のものは指圧療法が適応し、著効を奏する場合が少なくない。全身療法を入念に行ない、とくに肩甲上部、後頸部、肩甲間部、棘下部、肩甲下部の指圧に重点をおく。腫大している患部は初心者は触れない方が無難である。なお腹部もよく指圧をなす。

＜経絡の重点的経穴＞

(1) 頸部（天突●[22] 天窓□[16] 天容□[17] 風池⚠[20] 天柱◫[9]）

(2) 肩甲上部（肩井⚠[21] 天髎△[15] 秉風□[12]）

(3) 肩甲間部（大杼◫[10] 風門◫[11] 身柱○[11]） (4) 棘下部（臑俞□[10] 天宗□[11]）

(5) 肩甲下部（三焦俞◫[20] 腎俞◫[21]） (6) 胸部（俞府◨[27]）

(四) アジソン病

イギリスの医師アジソンが一八五五年に発見したもので、比較的まれな疾患である。患者は無力状態となり、身心共に疲れ易く、顔や頸等の露出した皮膚、粘膜に青銅色、或は赤褐色の色素が沈着する。食欲は減退し、身体はやせ、血圧や体温が下る。性欲も減退する。本症は慢性に経過し、中年の女子に多い。

＜指圧による治療法＞

本症は八年から十年というように経過が慢性で、予後が不良であるといわれているので、医師の指導の下に治療することが賢明である。

指圧療法では全身指圧を継続実施することにより、自然癒能力を喚起し、色素沈着もだんだんと除かれていき、元気が恢復してくる。とくに肩甲下部、腰部、腹部に重点をおいて施術することが望ましい。

〈経絡の重点的経穴〉

(1) 肩甲下部、腰部（三焦俞◫[20] 腎俞◫[21] 肓門◫[47] 志室◫[48] 命門○[4] 大腸俞◫[22]）

(2) 仙骨部八髎（上髎◫[27] 次髎◫[28] 中髎◫[29] 下髎◫[30]）

(3) 腹部（中脘⬬[12] 水分⬬[9] 肓俞◨[16]）　(4) 下肢（三里①[36] 照海◨[5]）

〈参　考〉

副腎の結核や、腫瘍、萎縮等による副腎皮質機能低下が原因となる。

九、泌尿器・生殖器疾患の治療法

泌尿生殖器に関する疾患は下部胸椎や腰椎にその靭帯の緊張や、時にいわゆる不全脱臼をみることがあるから、指圧によってこれを調整すると共に、全身の血液循環を旺盛にして、自然癒能力を喚起する必要がある。

(一) 腎臓症（ネフローゼ）

腎臓症の定義は種々あるが、臨床及び病理学者の多くは、炎症性でなく変性的な上皮性の腎疾患即ち尿細管に病変のあるものをいっている。その症状としてみられるものは、蛋白尿と浮腫で、尿の量は少なくなり、顔面蒼白、浮腫状となり、全身倦怠感を訴える。

〈指圧による治療法〉

本症は医師の診療によることが望ましいが、指圧療法を継続することにより、体質の改善や、自然癒能力の喚起を促して治癒に向うものも少くない。勿論食餌療法にも充分意を注がなければならない。指圧療法ではまず全身療法を注意深く入念に行ない、とくに背部、腰部、仙骨部及び腹部に重点をおいて施術する。

〈経絡の重点的経穴〉

(1) 背部（身柱⬯[11] 風門◫[11] 胃俞◫[19]）

(2) 腰部（三焦俞◫[20] 肓門◫[47] 腎俞◫[21] 志室◫[48] 京門⚠[25]）

(3) 仙骨部（上髎◫[27] 次髎◫[28] 中髎◫[29] 下髎◫[30]）

(4) 腹部（中脘▬[12] 水分▬[9] 肓俞◧[16] 気海▬[6] 関元▬[4]）

(5) 上肢（曲池○[11] 孔最●[6]）

(6) 下肢（曲泉◭8 三里①36 湧泉◨1 水泉◨6 俠谿⚠42）

〈参　考〉

腎臓症の原因については全く不明で、梅毒説、新陳代謝説（蛋白尿が血漿蛋白の異常によるとする）、腎の蛋白透過性の増大説等があげられている。

(1) 臨床的にネフローゼ症候群としては

イ　尿変化＝蛋白尿、円柱尿、一般に乏尿であり、尿濃縮力は充分であるが、食塩、水の排泄力は障害される。

ロ　組織変化＝高度の浮腫、腔水症あり、浮腫液の蛋白含有は少ない。

ハ　血液変化＝血液アルブミン（血液の蛋白素）の減少著しく、コレステリン増量、残余窒素に変りない。血圧は正常で、心臓肥大、網膜炎、尿毒症等を起さない。

(2) ネフローゼの臨床症状としては

イ　高度の蛋白尿及び円柱尿が現われ

ロ　血尿は欠如するかまたは極めて痕跡的である

ハ　浮腫が極めて高度に現われ

ニ　食塩及び水分排泄障害は著明であるが、窒素排泄は不変である。

ホ　血液の残余窒素量は正常である。

ヘ　血圧上昇、並びに心臓肥大欠如。

ト　眼底所見は認められない。糸球体腎炎と鑑別する必要がある。

(3)　ネフロン

腎臓は一種の管状複合腺で、実質は腎単位（ネフロン）と、これに接続する各腎単位共同の導管とからなる。一腎単位の長さ四乃至七糎、その総数は百万乃至二百万である。

(二)　腎　炎（糸球体腎炎）

ふつう腎臓病といわれるものに、ネフローゼ（腎臓症）と腎炎（糸球体腎炎）の二つがある。両者はよく混同して考えられるが、別のものである。

腎炎は腎臓中の糸球体に始まり、浮腫、蛋白尿のほかに血尿を伴うし、重症では腎臓部の痛み、発熱、呼吸困難、心臓部の圧迫感、とくに血圧の亢進が認められるようになる。即ち臨床的には血圧昂進、心肥大、腎機能障害、蛋白尿性網膜炎（腎炎性網膜炎）、その他萎縮腎の自覚的、他覚的症状を認める。本症は急性症から慢性症に移行することが多く、一般に治りにくいうえ、尿毒症や心臓衰弱、脳出血などをおこす危険もある。原因は化膿菌といわれる。

治療法はネフローゼと同じ。

(三) 尿毒症

腎機能不全により、尿成分その他が血中に蓄積され、その結果として中毒様の脳症状及び胃腸症状をおこす。その本態に関しては不明の点が多い。原因は糸球体の強度に侵された場合で最もしばしば萎縮腎の末期に見られ、窒素化合物の排泄が強く妨げられた場合に起る。症状は疲労し易く、嗜眠し、しかも安眠できず、多くは漸次間歇性に昏迷及び昏睡に陥り、遂には必ず死に終る。(禁忌症の一つと考えてよい)

(四) 膀胱炎

急性と慢性とあるが、いずれも大部分細菌感染による膀胱粘膜の炎症である。症状は膀胱部に圧迫感と痛みがあり、排尿したい感じが強く、それでいて尿がしぶって少量しか出ず、白濁して、排尿時に痛みが激しい。即ち膀胱部の疼痛、排尿頻数、尿混濁の三主要症状がある。

〈指圧による治療法〉

本症は医師による治療が望ましいが、指圧では自然癒能力を喚起する目的で全身操作の指圧を行ない、とくに腰部、仙骨部、殿部、下腹部、下肢に重点をおいて行なう。膀胱部に対してはごく静かな持続圧法の指圧、掌圧を繰返し入念に行なう。

＜経絡の重点的経穴＞

(1) 背部腰部（身柱○11 陽関○3 膈俞◫15 脾俞◫18 腎俞◫21 京門⚠25）

(2) 仙骨部（腰俞○2 膀胱俞◫24 八髎即ち左右の上髎◫27 次髎◫28 中髎◫29 下髎◫30）

(3) 殿部（小野寺圧点、迭辺◫50）

(4) 腹部（中脘⬬12 水分⬬9 中極⬬3） (5) 恥骨部（曲骨⬬2 横骨◨11 大赫◨12）

(6) 下肢（曲泉◭8 三里⦶36 地機◑8 三陰交◑6 照海◨4 湧泉◨1 隠白◑1）

(7) 上肢（曲池○11 三里○10 尺沢●5 孔最●6）

(五) 遺尿症（夜尿症、寝小便）

二才または三才以後において無意識に排尿がしばしば行なわれるものを遺尿症という。通常の夜尿症は小児の約五%にみられるという。原因は排尿に関係する反射弓の失調、排尿器の疾患、排尿器周囲器官の障害による排尿器への刺激、寄生虫症、精神、神経的障害等であるが、多くは神経質の小児で、冷え症の、弱い体質のものに見られる。

＜指圧による治療法＞

全身操作を行なって体質改善をする必要があるから、隔日ぐらいに継続実施する必要があるが、多くは幼児であるから恐怖心を起させないように行ない、下腹部、腰部、仙骨部に重点をおいて行なう。なお、就寝前、四時間は水、湯茶、汁、果実類、甘味の強い菓子類の摂取を制限するよう留意することが望ましい。

〈経絡の重点的経穴〉

(1) 背部、殿部（身柱○[11] 命門○[4] 陽関○[3] 風門◫[11] 膈俞◫[15] 腎俞◫[21]）
(2) 仙骨部（膀胱俞◫[24] 八髎◫[27]〜◫[30]）
(3) 腹部（中脘⬬[12] 水分⬬[9] 中極⬬[3] 大赫◨[12]）　(4) 会陰部（会陰⬬[1]）
(5) 下肢（曲泉◭[8] 三里⦶[36]）　(6) 上肢（曲池○[11]）　(7) 頭部（百会○[19]）

(六) 乳汁欠乏症

乳汁は一般に分娩後二、三日後には授乳するに足る量が出るのであるが、乳腺の発育不良、催乳ホルモンの不足、乳房及び肩背部の凝り、精神的刺激、授乳時間の不規則等の原因によって乳汁の分泌が少量か、或は全く出ず、母乳で新生児を哺育することができないものを乳汁欠乏症という。

〈指圧による治療法〉

(1) 最初に全身操作を行ない、とくに前頸部、項窩、肩甲上部、肩甲間部、腕の附根、胸腹部の指圧を入念に行ない、次いで局所指圧に移る。この場合局所を温罨法することも必要であるし、前もって清潔なガーゼを準備しておき乳汁を拭きとることのできるように留意する。

(2) 局所指圧の方式（右乳房を施術する場合）

施術者は患者の右側に位置し、左右の掌にて乳房を左右、上下、斜め等各角度から寄せてきては掌圧を加えまた各角度から寄せてきては輪状掌圧を加え、これを再三繰返し、乳房の凝りを充分に解く。次に左の手掌で乳房を中心に周囲からつかみ寄せ、左手は上より下に、母指と小指に力を入れ（示指、中指、薬指には力を入れない）、右手掌は下より上に乳房を押さえて左手の上に重ね切ったときに右手の示指と母指で乳首をこね上げると大概の場合、乳汁がほとばしり出る。

この方法を継続して連日行なうとよろしい（口絵の按腹図解『乳汁不下療術』参照）。

十、感覚器疾患の治療法

感覚器は視覚器、聴覚器、嗅覚器、味覚器、皮膚感覚器等をいい、これらによって吾々の周囲、即ち外界を認識することができるのである。これらの疾患の中、指圧の適応症を記したい。

㈠ 眼の疾病

眼の疾病は眼科の専門医に一任するをよしとするが、指圧療法では、全身療法を行ない、とくに後頸部頸椎、三叉神経第一枝の径路、眼窩の周囲を入念に指圧する。ただし指圧前後の手指の消毒を厳重に行ない、伝染性の疾患（例えばトラコーマ）等を他の患者に伝染させないよう細心の注意を払われたい。

1 **白内障眼**（そこひ）

そこひには白内障（しろぞこひ、うみそこひ）と緑内障（あおそこひ）とがある。

白内障は眼の水晶体の混濁をいう。この混濁は水晶体被膜の増殖、水晶体線維の膨化肥大、空洞形成等によって起る。原因は先天性と後天性とがある。後天性は外傷、糖尿病、内分泌異常、テタニー、放射線、電流等があるが、最も多いのは老人性変化で、これを老人白内障という。症状として、最初に飛蚊症（眼の中を小さい虫が飛ぶような感じの症状）多視症（ものがいくつにも見える）夜盲、昼盲（光の強いところではよく見えない）などの症状を呈し、だんだんものが見えなくなる。なお瞳孔が白くにごつて見える。

〈指圧による治療法〉

軽症の場合は有効であるが、重症のものは手術がよい。全身操作を行ない、とくに後頸部、肩甲上部、肩甲間部、眼窩の周囲に重点をおいて指圧を行ない、自然癒能力を喚起する。

＜経絡の重点的経穴＞

(1) 後頸部（完骨◬[12] 風池◬[20] 天柱◫[9] 風府○[15] 瘂門○[14]）

(2) 肩甲上部（肩井◬[21] 天髎△[15]）

(3) 肩甲間部（身柱○[11] 肺俞◫[12] 膏肓◫[39]）

(4) 眼窩の周囲（瞳子髎◬[1] 絲竹空△[23] 睛明◫[1] 攢竹◫[2] 承泣⦶[1]）

(5) 顔面（和髎△[22] 聴宮□[19]）

(6) 上肢（曲池○[11] 合谷○[4]）　(7) 下肢（三里⦶[36]）

2 緑内障（あおそこひ）

眼内圧の上昇が病的であって、瞳孔が大きくなり、青い色に見えるのでこの名称がある。緑内障の原因は不明とされている。急性緑内障は、急に眼が痛み、片頭痛、嘔吐などを伴い、視力も殆んど無くなる。

3 夜盲症

光線が弱いとき、即ち夕方やうす暗い場所などで、とくに見えなくなる病気で、後天性のものは栄養障害の結果、主としてビタミンAの欠乏による。

＜指圧による治療法＞

本症はビタミンAの補給と相俟ち、全身操作を行なって体質改善に留意し、自然癒能力を喚起し、とくに後頸部、肩甲上部、肩甲間部、腹部の治療に重点をおいて行なう。

＜経絡の重点的経穴＞

(1) 後頸部（完骨⚠12 風池⚠20 天柱◫9）
(2) 顔面（攅竹◫2 睛明◫1 糸竹空△23 瞳子髎⚠1 和髎△22）
(3) 肩甲上部（肩井⚠21 天髎△15）
(4) 肩甲間部（身柱○11 風門◫11 肝俞◫16）
(5) 腹部（期門◭13 巨闕⬬14 中脘⬬12）
(6) 上肢（曲池○11） (7) 下肢（三里⦶36）

(二) 聴覚器の疾患

本症も耳鼻科の専門医の治療を受けることが望ましいが、指圧療法においては全身療法を行なって自然癒能力を喚起することに努め、局所に対しては極く静かな指圧を行なう。とくに耳の周囲、後頸部、項部に重点をおいて入念な指圧を行なう。

＜経絡の重点的経穴＞

(1) 頭部（脳戸○[16] 風池△[20] 完骨△[12] 浮白△[10] 翳風△[17]）

(2) 顔面（聴宮□[19] 和髎△[22]）

(3) 上肢（後谿□[3] 液門△[2] 外関△[5] 会宗△[7] 三陽絡△[8] 四瀆△[9]）

1 外耳道炎

(1) 症状＝外耳道の脂腺、耳道腺に化膿菌、主として葡萄状球菌の感染することによっておこるもので耳爬（みみかき）でかいたり、水が入ったり、いろいろな薬や、耳垢、膿等の刺激が誘因となる。

(2) 症候＝耳痛が主症候で耳珠の圧迫、耳介の牽引、咀嚼運動等によって激化する。

2 中耳炎

(1) 中耳の炎症で、感冒、鼻カタル、咽頭カタル、熱性伝染病等に続発し、急性と慢性の二種がある。

(2) 急性中耳炎は原因として上気道の急性炎症に続発する。小児は扁桃肥大等の場合にはことに起り易い。

(3) 症候として、耳痛、発熱を伴い聴力も障害される。鼓膜は発赤するが膨隆することはない。時に滲出液が中耳腔に貯溜して滲出液を認めることがある。

急性化膿性中耳炎は原因として、病原菌が耳管を経て、中耳腔に感染を起すことによるか、時には鼓膜の損傷より感染することがある。従って感冒、流行性感冒、その他上気道の炎症、鼻出血、鼻門手術、外傷、水泳等によって発現することがある。症状としては、発熱、頭痛、全身倦怠等と共に耳痛、難聴、耳鳴り、耳内搏動感等を起す。鼓膜が自潰して穿孔を起し、分泌液が流出すると自覚症状は軽減する。分泌物は初めは漿液性、混漿液性であるが、次第に粘液性、遂には純膿性となる。

慢性症は俗にいう耳だれとなり、膿汁が出るようになる。本症は聴覚を害するばかりでなく、頭蓋の内に病毒が侵入するようになると脳膜炎を続発することもある。また中耳炎が進行して乳様突起炎を起すことがしばしばある。

3 耳鳴り

耳鳴は内耳神経が興奮しているとおこるが、耳の周囲の動脈の雑音を感じていることもある。外耳道に異物があるとき、中耳炎、耳硬化症、内耳神経炎などにさいしてもあらわれる。その他動脈硬化症、心臓、腎臓、胃腸病などや婦人の更年期障害に伴っておこることもある。

〈経絡の重点的経穴〉

(1) 頭部（絡却◫[7] 浮白⍋[10] 竅陰⍋[11] 翳風△[17] 瘈脈△[18] 顱息△[19] 頷厭⍋[4] 百会○[19]）

(2) 顔面（客主人⍋[3] 下関⦶[7] 耳門△[21] 聴宮□[19] 聴会⍋[2]）

(3) 後頸部（天牖△16）

(4) 側頸部（天容□17） (5) 腹部（滑肉門①24）

(6) 上肢（肩貞□9 天井△10 少海■3 偏歴○6 陽谷□5 陽谿○5 合谷○4 前谷□2 商陽○1）

(三) 嗅覚器の疾患

嗅覚は至って疲労し易く、刺激の強いものは嗅覚器衛生上慎まなければならない。鼻腔の疾患はいろいろの理由によって注意力を減じ、脳力の発達を妨げる。

指圧療法では全身操作を行なって自然癒能力を喚起すると共に、局部治療として後頭部、項部を入念に指圧し、顔面、鼻部の指圧、後頸部、肩甲上部をも重点をおいて指圧する。

1 鼻　炎（鼻カタル）

急性のものは鼻カタルとか鼻感冒（はなかぜ）ともいわれ、くしゃみが出て鼻がつまり、また鼻汁が多く出るようになる。また、鼻粘膜が腫れて左右の鼻通が交々閉塞することもある。初めは水鼻即ち水様の液を出し、粘液性となり膿性のものに変る。頭痛、頭重等を起し、記憶力減退し、細事に倦み易く、往々蓄膿症を発し、神経衰弱、精神痴鈍となることもある。

＜経絡の重点的経穴＞

(1)　後頸部項部（風府○[15]　瘂門○[14]　天柱◫[9]　風池⏃[20]）

(2)　頭部（顖会○[21]）

(3)　顔面（四白⦶[2]　迎香○[20]）

(4)　肩甲間部（大杼◫[10]　風門◫[11]　身柱○[11]）

2　副鼻腔炎（蓄膿症）

前頭洞や上顎洞の副鼻腔に膿汁のたまる病気を蓄膿症と総称されている。感冒や鼻炎が原因となっておこる。黄色または青味がかった膿汁が多量に出て、鼻閉塞、頭痛なども伴い、記憶力、思考力が減退するようになる。

重点経穴は前記に同じ。

（第三篇　了）

〈付〉

十四経絡・経穴一覧

一 ●手の太陰肺経の経穴

中府《ちゆうふ》募→雲門《うんもん》→天府《てんぷ》→俠白《きようはく》→尺沢《しやくたく》合→孔最《こうさい》郄→列欠《れつけつ》絡→経渠《けいきよ》経→太淵《たいえん》兪→魚際《ぎよさい》栄→少商《しようしよう》井

二 ○手の陽明大腸経の経穴

商陽《しようよう》井→二間《じかん》栄→三間《さんかん》兪→合谷《ごうこく》原→陽谿《ようけい》経→偏歴《へんれき》絡→温溜《おんる》郄→下廉《げれん》→上廉《じようれん》→三里《さんり》→曲池《きよくち》合→肘髎《ちゆうりよう》
→五里《ごり》→臂臑《ひじゆ》→肩髃《けんぐう》→巨骨《ここつ》→天鼎《てんてい》→扶突《ふとつ》→禾髎《かりよう》→迎香《げいこう》

三　①足の陽明胃経の経穴

承泣《しょうきゅう》→四白《しはく》→巨髎《こりょう》→地倉《ちそう》→大迎《だいげい》→頬車《きょうしゃ》→下関《げかん》→頭維《づい》→人迎《じんげい》→水突《すいとつ》→気舎《きしゃ》→欠盆《けつぼん》→気戸《きこ》→庫《こ》房《ぼう》→屋翳《おくえい》→膺窓《ようそう》→乳中《にゅうちゅう》→乳根《にゅうこん》→不容《ふよう》→承満《しょうまん》→梁門《りょうもん》→関門《かんもん》→太乙《たいいつ》→滑肉門《かつにくもん》→天枢《てんすう》→外陵《げりょう》→大《たい》巨《こ》→水道《すいどう》→帰来《きらい》→気衝《きしょう》→髀関《ひかん》→伏兎《ふくと》→陰市《いんし》→梁丘《りょうきゅう》郄→犢鼻《とくび》→三里《さんり》合→上巨虚《じょうこきょ》→条口《じょうこう》→下巨虚《かこきょ》→豊隆《ほうりゅう》絡→解谿《かいけい》経→衝陽《しょうよう》原→陥谷《かんこく》兪→内庭《ないてい》栄→厲兌《れいだ》井

四　◑足の太陰脾経の経穴

隠白《いんぱく》井→大都《たいと》栄→太白《たいぱく》兪→公孫《こうそん》絡→商丘《しょうきゅう》経→三陰交《さんいんこう》→漏谷《ろうこく》→地機《ちき》郄→陰陵泉《いんりょうせん》合→血海《けっかい》→箕門《きもん》→衝《しょう》門《もん》→府舎《ふしゃ》→腹結《ふくけつ》→大横《だいおう》→腹哀《ふくあい》→食竇《しょくとう》→天谿《てんけい》→胸郷《きょうきょう》→周栄《しゅうえい》→大包《たいほう》絡

五　■手の少陰心経の経穴

極泉《きょくせん》→青霊《せいれい》→少海《しょうかい》合→霊道《れいどう》経→通里《つうり》絡→陰郄《いんげき》郄→神門《しんもん》兪→少府《しょうふ》栄→少衝《しょうしょう》井

六　㈡手の太陽小腸経の経穴

少沢《しょうたく》井→前谷《ぜんこく》栄→後谿《こうけい》兪→腕骨《わんこつ》原→陽谷《ようこく》経→養老《ようろう》郄→支正《しせい》絡→小海《しょうかい》合→肩貞《けんてい》→臑兪《じゆゆ》→天宗《てんそう》→秉風《へいふう》→曲垣《きょくえん》→肩外兪《けんがいゆ》→肩中兪《けんちゅうゆ》→天窓《てんそう》→天容《てんよう》→顴髎《けんりょう》→聴宮《ちょうきゅう》

七　㈢足の太陽膀胱経の経穴

睛明《せいめい》→攅竹《さんちく》→曲差《きょくさ》→五処《ごしょ》→承光《じょうこう》→通天《つうてん》→絡却《らくきゃく》→玉枕《ぎょくちん》→天柱《てんちゅう》→大杼《だいじょ》→風門《ふうもん》→肺兪《はいゆ》→厥陰兪《けっちんゆ》→心兪《しんゆ》→膈兪《かくゆ》→肝兪《かんゆ》→胆兪《たんゆ》→脾兪《ひゆ》→胃兪《いゆ》→三焦兪《さんしょうゆ》→腎兪《じんゆ》→大腸兪《だいちょうゆ》→小腸兪《しょうちょうゆ》→膀胱兪《ぼうこうゆ》→中膂内兪《ちゅうりょないゆ》→白環兪《はくかんゆ》→上髎《じょうりょう》→次髎《じりょう》→中髎《ちゅうりょう》→下髎《げりょう》→会陽《えよう》→承扶《しょうふ》→殷門《いんもん》→浮郄《ふげき》→委陽《いよう》→委中《いちゅう》合→附分《ふぶん》→魄戸《はくこ》→膏肓《こうこう》→神堂《しんどう》→譩譆《いき》→膈関《かくかん》→魂門《こんもん》→陽綱《ようこう》→意舎《いしゃ》→胃倉《いそう》→肓門《こうもん》→志室《ししつ》→胞肓《ほうこう》→秩辺《ちっぺん》→合陽《ごうよう》→承筋《しょうきん》→承山《しょうざん》→飛陽《ごよう》絡→跗陽《ふよう》→崑崙《こんろん》経→僕参《ぼくしん》→申脈《しんみゃく》→金門《きんもん》郄→京骨《けいこつ》原→束骨《そくこつ》兪→通谷《つうこく》栄→至陰《しいん》井

八　■足の少陰腎経の経穴

湧泉《ゆうせん》井→然谷《ねんこく》栄→太谿《たいけい》俞→大鐘《だいしょう》絡→照海《しょうかい》→水泉《すいせん》郄→復溜《ふくりゅう》経→交信《こうしん》→築賓《ちくひん》郄→陰谷《いんこく》合→横骨《おうこつ》→大赫《だいかく》→
気穴《きけつ》→四満《しまん》→中注《ちゅうちゅう》→肓俞《こうゆ》→商曲《しょうきょく》→石関《せきかん》→陰都《いんと》→通谷《つうこく》→幽門《ゆうもん》→歩廊《ほろう》→神封《しんぷう》→霊墟《れいきょ》→神蔵《しんぞう》→或《いく》
中《ちゅう》→俞府《ゆふ》

九　▲手の厥陰心包経の経穴

天池《てんち》→天泉《てんせん》→曲沢《きょくたく》合→郄門《げきもん》郄→間使《かんし》経→内関《ないかん》絡→大陵《だいりょう》俞→労宮《ろうきゅう》栄→中衝《ちゅうしょう》井

十　△手の少陽三焦経の経穴

関衝《かんしょう》井→液門《えきもん》栄→中渚《ちゅうしょ》俞→陽池《ようち》原→外関《がいかん》絡→支溝《しこう》経→会宗《えそう》郄→三陽絡《さんようらく》→四瀆《しとく》→天井《てんせい》合→清冷淵《せいれいえん》→
消濼《しょうれき》→臑会《じゅえ》→肩髎《けんりょう》→天髎《てんりょう》→天牖《てんよう》→翳風《えいふう》→瘈脈《けいみゃく》→顱息《ろそく》→角孫《かくそん》→耳門《じもん》→和髎《わりょう》→絲竹空《しちくくう》

十一　△足の少陽胆経の経穴

瞳子髎《どうじりょう》→聴会《ちょうえ》→客主人《きゃくしゅじん》→頷厭《がんえん》→懸顱《けんろ》→懸釐《けんり》→曲鬢《きょくびん》→率谷《そっこく》→天衝《てんしょう》→浮白《ふはく》→竅陰《きょういん》→完骨《かんこつ》→本神《ほんじん》→陽白《ようはく》→臨泣《りんきゅう》→目窓《もくそう》→正営《しょうえい》→承霊《しょうれい》→脳空《のうくう》→風池《ふうち》→肩井《けんせい》→淵腋《えんえき》→輒筋《ちょうきん》→日月《じつげつ》募→京門《けいもん》→帯脈《たいみゃく》→五枢《ごすう》→維道《いどう》→居髎《きょりょう》→環跳《かんちょう》→中瀆《ちゅうとく》→陽関《ようかん》→陽陵泉《ようりょうせん》合→陽交《ようこう》→外丘《がいきゅう》郄→光明《こうみょう》絡→陽輔《ようほ》経→懸鐘《けんしょう》→丘墟《きゅうきょ》原→臨泣《りんきゅう》兪→地五会《じごえ》→俠谿《きょうけい》栄→竅陰《きょういん》井

十二　△足の厥陰肝経の経穴

大敦《たいとん》井→行間《こうかん》栄→太衝《たいしょう》兪→中封《ちゅうほう》経→蠡溝《れいこう》絡→中都《ちゅうと》郄→膝関《しつかん》→曲泉《きょくせん》合→陰包《いんぽう》→五里《ごり》→陰廉《いんれん》→章門《しょうもん》→
期門《きもん》募

十三　○督脈

長強《ちょうきょう》絡→腰兪《ようゆ》→陽関《ようかん》→命門《めいもん》→懸枢《けんすう》→脊中《せきちゅう》→筋縮《きんしゅく》→至陽《しよう》→霊台《れいだい》→神道《しんどう》→身柱《しんちゅう》→陶道《とうどう》→大椎《だいつい》→

瘂門《あもん》→風府《ふうふ》→脳戸《のうこ》→強間《きょうかん》→後頂《ごちょう》→百会《ひゃくえ》→前頂《ぜんちょう》→顖会《しんえ》→上星《ようせい》→神庭《しんてい》→素髎《そりょう》→水溝《すいこう》→兌端《だたん》→齦《ぎん》交《こう》

十四　任　脈

会陰《えいん》→曲骨《きょくこつ》→中極《ちゅうきょく》膀膀の募穴→関元《かんげん》小腸の募穴→石門《せきもん》三焦の募穴→気海《きかい》→陰交《いんこう》→神闕《しんけつ》→水分《すいぶん》→下脘《げかん》→建《けん》里《り》→中脘《ちゅうかん》胃の募穴→上脘《じょうかん》→巨闕《こけつ》心の募穴→鳩尾《きゅうび》任脈の絡穴→中庭《ちゅうてい》→膻中《だんちゅう》心包の募穴→玉堂《ぎょくどう》→紫宮《しきゅう》→華蓋《かがい》→璇璣《せんき》→天突《てんとつ》→廉泉《れんせん》→承漿《しょうしょう》

経絡及び経穴について

東洋医学の根幹をなすものは、中国最古の医書といわれる黄帝内経《だいけい》に由来し、素問（太素問答）・霊枢（至霊枢要）に載せられている経絡（霊枢経脈篇）によるものであって、鍼灸は勿論、手技療術を行う者、特に指圧師は経絡の研究を深めることによって、指圧療法の効果を一層適確ならしめるものであると信ずる。

経絡の入門書として古来広く用いられた十四経発揮は、霊枢経脈篇に基づいて、元《げん》の至正元年（西暦一三四一年）に、元の国の許昌に居住していた名医骨寿（滑伯仁）が著わしたものである。

これがわが国にも伝えられ、享保元年秋（西暦一七一六年、徳川吉宗の時代）に、須原屋平助が木版を起して刊行した。この須原屋本が日本における十四経発揮の原本の一つとされているものだが、飜刻の際に誤字（例えば膏肓を膏盲・或中を或中とするなど）や脱字、返り点、送り仮名等不明の点が少なくなく、読むに親しみ難いものがあった。しかし経絡の研究は原本によることが肝要であるから、著者もこれを基として、本書の引用にも用いている。

私共の生体には陰陽十二の経絡と、八の奇脈があり、その中を気血が、健康なときには陰陽十二の経絡を順序正しく運行して、一呼吸ごとに六寸（約一・六センチ）ずつの速度で流れている。そして一日一夜、全身を巡ること五十日と原本には述べられてある。そして、この運行が乱れるような場合には、八奇脈（任脈・督脈・陰蹻脈・陽蹻脈・陰維脈・陽維脈・衝脈・動脈・帯脈）の中、特に任脈と督脈により調整せられると考えられている。この調整ができないときに病気を引き起すことになるという説である。

また経穴は、十二正経と奇脈である任脈・督脈即ち十四経の中に六五七が挙げられるが、この経穴は筋肉の間、関節や骨の陥凹部、動脈の拍動部に一致することが多く、身体に違和を生じた場合に経穴にいろいろな反応が現われてくるようである。この経穴点が現代医学で研究せられている〝圧痛点〟や過敏点に合致しているところが少なくない。

即ち、身体に異常を来した場合に、経穴点を中心として筋の硬結や緊張、或は異常な圧痛がみられるようであり、指圧によりこれを緩解することにより病状がやわらげられることが種々の臨床により認められてきた。

なお、十四経発揮については菲才ながら小生の研究をまとめて、近く一書を公開したいと考えている。大方各位のご指導とご鞭撻を願って止まない。

（著者補記）

著者の承
認により
検印省略

※著者紹介 ※大正５年神戸第２中学校卒業後朝鮮京城教員養成所を終えて以来30年間朝鮮にて子弟の教育に従事，この間女学校長，道視学，日本指圧学校教授を歴任。
※著書「漢方十四経発揮」「病理学教本」等

按腹図解と指圧療法

1964年９月１日　初版発行
2002年９月１日　復刻版発行
2014年11月７日　新装版発行

著　者　井沢　正
編集者　水岡 道三
発行者　安井 喜久江
発行所　たにぐち書店

〒171－0014　東京都豊島区池袋2－68－10
TEL. 03－3980－5536　FAX. 03－3590－3630
たにぐち書店.com